# 手の治癒力

山口 創



草思社文庫

# はじめに

辛いとき、悲しいとき、傷ついたとき、大切な人がそばにいて、そっと肩を抱いてくれただけで、救われた経験はないだろうか。そんなとき、励ましの言葉は意味をなさない。心が上を向いていないから、言葉を受け入れる準備ができていないから、「言葉だけが上滑りしてこぼれ落ちてしまうのだ。そんなとき、ただ「あなたと一緒にいるよ」と伝えることがまずは重要だ。相手がどんなことで悩んでいるかには関係なく、まずは相手の心に寄り添い、丸ごとの相手を受け入れる。そして悩んでいるのは一人じゃないと伝えることが、何より心の支えとなる。

そんな不思議な力が人の手にはある。

本書のテーマである人に触れて癒す手当ては、ハグよりも手軽にできるが、ハグと同じく不思議な力をもつ。それは力強いメッセージソングでもなければ、応援歌でもない。辛い心をそっと包み込んでくれるような歌である。それはハグソングともいえる。

手当ての力というのは、そういった人の心の根源的なところに染み込んでくる。一緒に悩もう、一緒に苦しもう、あなたはあなたでいいんだ、というメッセージは、相手の存在を丸ごと認め受け入れる強さをもつ。相手と距離をおいて言葉で励ましたり勇気づけたりするよりも、そばにいることを最も感じさせてくれる。それが手当てだと思う。

インターネットが発達した今日にあって、これはまさに原始的な手段だ。だがそれは、ネットワークにつながった携帯やパソコンなどは必要なく、ましてや医療器具などなくても、誰にでも簡単にできる技でもある。

米国で腫瘍内科医をしている上野直人氏のサイト「がんのチーム医療」に、「ハグの効果！」という記事がある。

「医師として、よく、僕は患者にハグします。……喜びの時、感謝の気持ちの時、悲しいとき、再発告知、病気が進行したとき、治療が終わったとき。愛情のあるハグではなく、お互いのエネルギーを確認し、言葉では伝わらない暖かい勇気を与えるものかも知れません。患者とともに歩んでいくぞーーーという気持ちもあるかも。なんか良い感じです」

上野氏のこの記事によると、英語には"Power of Hugs"という表現があるという。

「ハグをすることにより、ヒーリングがあるともいわれており、実際、エビデンスは高くないですが、臨床試験が行われて血圧の降下、痛みが減るとか、ストレスレベルが下がるなどなど言われています」

今の日本で、辛い思いに耐えながらもがんばっている人たちは、数多くいるだろう。人に愚痴も言えず、悔しさや辛さを抑えて、毎日必死ではたらいている人々、抑うつに苦しんだり心の問題を抱えている人々、子育てに息切れしそうな母親たち、イジメ、不登校に苦しむ子どもたちなど、あげればきりがない。そういう状況でも、心が折れずにがんばっている人にとって、もしも愛する人がハグしながら背中をそっと撫《な》でてくれたとしたらどうだろう。抑えていた気持ちがこみ上げてきて、涙があふれだすに違いない。

「背中には涙のツボがある」ともいわれるように、ハグしながら背中を撫でたり、背中にじっと触れることは、相手の辛い気持ちに共感していることを伝える最良の手段である。しかも言葉ではなく、温かさや優しさなど、その人にとって今まさに必要としているものを心に届けてくれる。その人のがんばりや悔しい思いを認め、受け入れること、それは最高の癒しをもたらしてくれるだろう。

特に子どもは幼いほど、そのような体験が必要だ。それは自分がこの世に生まれて生きていくのに値する存在であることを、いささかの揺らぎもない確証をもって肌の感覚を通して身体に植えつけるからである。それは親子の最強の絆を築いてくれるだろう。大人になってからも、心の問題に悩まされる人の多くは、幼いころの親からの肌を通したこのような丸ごとの生を肯定してくれる体験が不足している。

夫婦でも親子でも、学校でも、病院でも、触れることが少なくなったことから起こる問題は深刻である。人は人間関係から癒されることや、身体を通した感情の交流が希薄になった。もちろん誤解を与えたり相手を不快にさせたり、一方的に触れることは慎まなければならない。身体は私的なものだから、そこに触れることは相手の心に土足で踏み込むことになるからだ。

本書はそんな状況を憂い、手のもつ癒す力をよみがえらせたいとの願いを込めて書いたものである。1章では手の癒しの力について、古代の医療を例に、その盛衰の歴史を辿ってみた。2章では、手がなぜ癒す力をもつのか、その前提となる手や皮膚と脳の関係に迫った。3章では、特にマッサージのような人に触れる行為が、心と体の両面をなぜ癒してくれるのか書いた。4章では、人に触れることがなぜ強力な絆を作るのか、親子や夫婦関係を例にみていくことにした。エピローグでは、自分でできる皮膚感覚をよみがえらせる方法、そして日々の生活をより充実させ生き生きとするのに役立つ方法について紹介した。

かつては経験的に誰もが知っていたが、現在は忘れ去られようとしている手の治癒力について、本書を端緒として見直していただけたなら望外の幸せである。そして少しでも多くの人が手のもつ力に目覚め、その力を日々の生活で発揮し、心身ともに満たされた幸せな人生を築くことに役立てられることを心から願っている。

# ◉手の治癒力　目次

## 3章 手をあてるとなぜ心身が癒えるのか

## エピローグ　手の力で人はよみがえる

一章

# 手の治す力、癒す力

## 医療の原点「手当て」

日々進化を続ける携帯電話、広がり続けるインターネット網やＳＮＳ（ソーシャル・ネットワーキング・サービス）。ネットにつながるゲーム機も日々進化し、子どもの保有率も右肩上がりである。このような数字だけみたら、現在の日本で生活する私たちは、快適で便利な暮らしを享受《きょうじゅ》し、さぞたくさんの人とつながって満足した生活を送っていると思うはずだ。

しかし現実には、日本人の自殺者は毎年２万人を超え、その１％は小中学生でもある。さらにうつ病に悩む人は１１２万人を超え、年々増加している。数字には表れないが、私たちは現在の生活で、何となく生きづらさを感じたり、人とのつながりが感じられなかったり、不安やイライラが募ったりしていないだろうか。

このように、多くの人は「半健康」とも「半病気」ともいえるグレーゾーンの濃淡の中を漂い、過剰ともいえる健康に関する情報の海に溺れながら、何とか病気にならずにアップアップしながら生きているのではないだろうか。

このような私たちの心と体の問題を「頭」、「心」、「体」に分けて考えてみたい。まず最上段には、「頭」のはたらきがある。言葉を使って理性的な判断をしたり論理的に考えたりする知的なはたらきをする部分である。中間には「心」のはたらきがある。心のはたらきは感じることである。心にはさらに、体に近い部分に感覚、そしてその上には感情がある。たとえば怖いときの「鳥肌が立つ」感じ、不快なときの「胸がムカムカする」感じ、怒ったときの「腹が立つ」感じなど、リアルな感情というのは体の感覚と一体化している。そしてそれらすべてを支える「体」が最下段にある（次ページ図参照）。

これら3層には、エネルギーがバランスよく配分されて、3層の間を循環していることが大切だ。しかし、慢性的なストレスを抱えていたり、これらの一部分だけにエネルギーが偏って停留してしまうような生活をしていると、3層の間に乖離《かいり》が生じてくる。

## 頭と心と体の関係

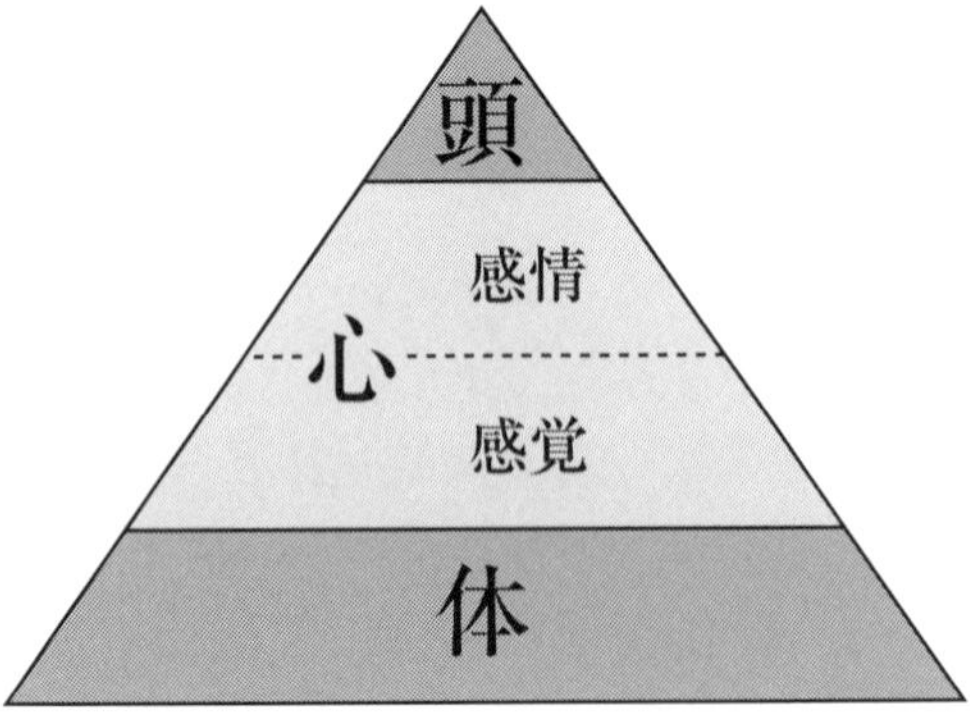


まず「頭」と「心」が乖離するとどうなるだろうか。人は生き生きとした感情を感じることができなくなる。感情が平板になり、何をしても楽しくなくなり、やる気が起きなくなる。そして抑うつや不安、イライラなどのネガティブな感情だけが前面に出てくるが、その反動でポジティブな感情はその背景にひっそりと影をひそめてしまう。すると、合理的な判断や思考なども次第に鈍くなってくる。知的な思考や判断には、感情が必要不可欠だからだ。その詳細は2章でみていきたい。

さらに「心」と「体」が乖離すると、

人は身体の感覚が感じられなくなってくる。痛みや温度感覚といった皮膚感覚や、空腹や満腹感といった内臓の感覚などが鈍くなってくる。

これらの症状は学問的には「失感情症」と呼ばれるが、その手前には「失感覚症」あるいは「失身体症」ともいえる状態がある。このような危険を察知した身体は、自然に身体感覚を覚醒《かくせい》するための行動をして、それを回復させようとする。たとえば頭を使いすぎたあとに、無性に運動したくなったり、甘い食べ物を食べたくなったりすることはないだろうか。

あるいは、外側から自分の体を刺激して皮膚感覚を呼び覚まそうとする。「皮膚は露出した脳」ともいわれるため、この方法が脳や心に与える効果は特別に大きい。朝、目覚めてぼーっとしているとき、冷たい水で顔を洗うとか、ストレスがたまると熱い温泉に浸《つ》かりたくなるのもそうだ。

もっと無意識のうちにしている行動もある。不安や緊張を感じたときに、頰を撫《な》でたり手をさすったりして、心を落ち着かせる。お腹が痛いときはお腹を撫で、頭が痛ければ頭を抱える。いずれも身体に自然に備わっている本能的ともいえる行動なのである。

こうして私たちは、自分自身の身体に手を当て、撫でさすり、皮膚を手で刺激することで感覚を覚醒させ、「体」を「心」へとつなげ、さらには「頭」を「心」とつなげようと無意識のうちにしているのである。

「手当て」の原点は、そのように人間が自然にしている、手を使って全体のつながりを回復させようとする行為にある。

このような手当ての行為は、なにも人間だけに限った話ではない。

進化的にみると、イヌやネズミなどのように前肢《ぜんし》を「手」として使えない動物は、ストレスがかかると自分の体をよく舐《な》めるようになる。また傷や痛みがあるときにも、自分の舌で舐めて癒してきた。これも立派な「手当て」であり、それはセルフメディケーション（自己治療）の出発点でもある。

さらに前肢を「手」として使える霊長類になると、自分の傷や痛みを「手」で撫でて癒すようになる。

そしてついに他者の傷に「手」で触れて癒すようになったのは、チンパンジーになってからだ。チンパンジーになると、負傷した相手に寄り添い、手でさすってやる行為が観察されている。相手の痛みを自分の痛みとして感じることができるのだ。これが医療行為としての「手当て」の出発点である。

## 壁画に残された無数の手の跡

このような原初的な「手当て」の行為は、およそ1千万年もの間続いた。

しかし人間は他の動物とは違って、大切な人を癒したいという強い「思い」をもち、その思いを叶《かな》えるためにさまざまな手段を用いるようになった。まだ科学的な知識もない時代、病者を治すとか食料を乞い祈るためには、人々は魔術的な力や神の力を信じる以外に方法はなかった。

アルゼンチンの最南端に位置するサンタクルス州には、世界遺産として登録されている洞窟「クエバ・デ・ラス・マノス」がある。これはスペイン語で〝手の洞窟〟を意味する。洞窟の入口付近の壁には800を超える手形があり、古いものは約9300年前、新しいものは、約1500年前のものという。壁一面を埋め尽くす手の跡は着色粉を手の上から吹きつけて描かれたものらしい。

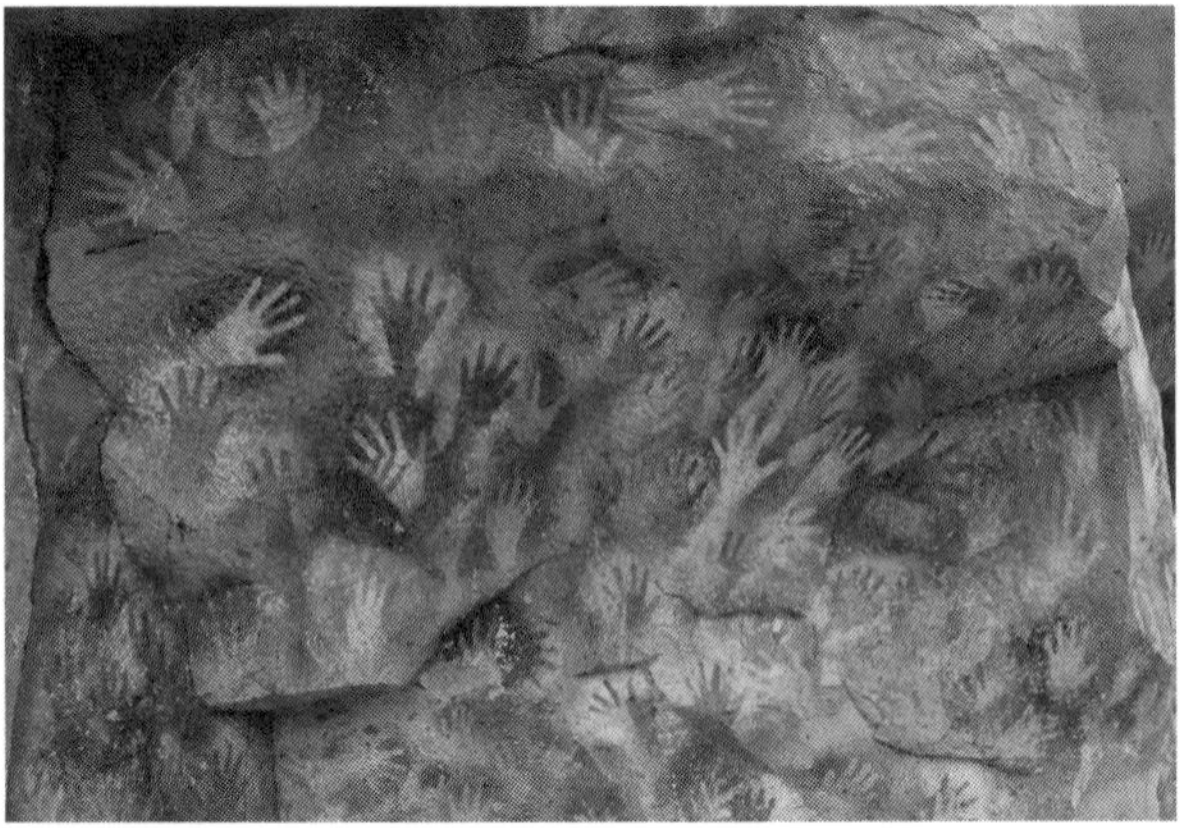

アルゼンチンの洞窟で発見された、壁一面を埋め尽くす手の跡

手形としてその他に有名なものには、ウルル・カタ・ジュタ国立公園（オーストラリア）、ウクハランバ／ドラッケンズバーグ自然公園（南アフリカ）、タッシリ・ナジェール（アルジェリア）、ペシュメルル洞窟（フランス）などがある。

古代の人々が、なぜ「手形」を残したのか。シャーマンによる「癒し説」や雨乞いや狩猟の成功への「祈り説」など諸説あり真相はわからない。しかし彼らは大切な人の治癒を願い、狩りの成功を祈るといった、身近な思いを叶える手段として手に深い執着をもって生きていたことがうかがえる。

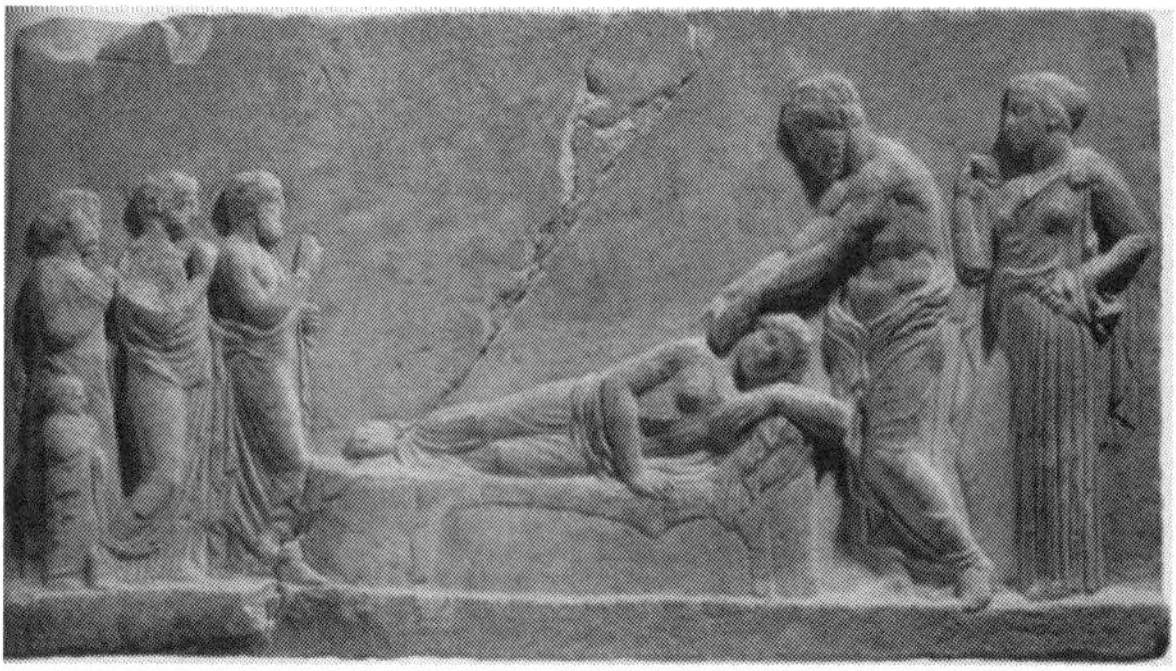

ギリシャの医神アスクレピオスによる最古の「手当て」の姿
（アテネ国立考古学博物館所蔵）

だからこそ、現在でも多くの宗教では、祈るときは手を合わせ、人を癒すときには「手当て」をすることに、特別の思いを込めるのだろう。

## 医聖ヒポクラテスは「触れる」ことを重視した

さて、記録に残る最古の医療である「手当て」の姿は、宗教儀式の中にみることができる。それは紀元前4世紀ごろ、ギリシャの医神アスクレピオス（Asklepios）による治療の図像が最古の記録であるとされる。上の写真は少女にマッサージを施して治療しているアスクレピオスのレリーフである。

夜、病人は聖なる場所アバトンにつれていかれ、ベッドに横になり神の来臨を待つ。しばらくすると夢の中にアスクレピオスが衛生の神ヒュギエイアと蛇をしたがえて現れ、病人に近づき、優しく手を触れ、あるいは蛇が患部を舐め、立ち去る。病人は目覚めると夢でみたことを述べ、神官はその夢判断をし、手で触れ、処置を指示する。すると、夜明けとともに傷は癒え、痛みはやわらいでいた。盲人は目が開き、歩けなかった者は歩けるようになり、腫物《はれもの》は治った。もちろん治らないこともあったが、そのとき神官は、病人が指示通りにしなかったとか、信仰心が足りないとか、お賽銭《さいせん》が少なかったなどの言葉を用意していた。

このように、当時の人々は病気になるのは魔物のせいであると考えていたため、その治療も儀式的な行為によってとり行われていたのは当然でもあった。

このような超自然的な治療が行われていた一方で、ギリシャ時代になると一部の医者は客観的な治療も実践するようになっていった。その中心となった医聖ヒポクラテス（紀元前460～377ごろ）は、「われわれの体にはもともと、健康に戻そうとする自然の力Physisがあり、医者はそれを助けるのが任務である」

と述べ、自然治癒を重視するようになった。その方法は、食事、薬物、沐浴《もくよく》、マッサージ、運動などであったという。薬や手術道具も十分にない当時の治療は、現在でいう養生のようなものが中心であった。

ヒポクラテスは魔術や神聖な儀式を排除したが、特に「触れる」行為を重視していた。それまでの儀式の中の触手療法に代わり、理学療法のようなマッサージを重視した。彼は「医者たるものは医術についてのあらゆる学理とともに、マッサージも修得せよ」と力説した。「ヒポクラテス全集」ではマッサージの効果について1章を割《さ》いており、手当ての効果に関するいくつかの論文も発表したというが、残念ながらその記録は現存してはいない。

だがたとえば「病んでいるところに手を当てると、あたかもその手に不思議な力が宿り、その力が痛みや不純物を引きずり出しはがしとっているかのようだった」とも述べており、手当ての治療的意味、すなわち自然治癒力を高めるはたらきについて、直感的な着想ではなく、改めて客観的な立場から発見したのである。

## プラシーボ効果か催眠効果か

こうして経験的で合理的な医学が起こったわけだが、一方でアスクレピオスによる信仰を使う治療は一向に衰えなかった。むしろそれが全盛期を迎えるのは、ヘレニズム時代（紀元前4世紀半ば以降）になってからであり、その信仰は紀元後6世紀まで地中海世界に生き続けた。

その行為は福音書が伝えるイエス・キリストの奇跡の逸話の数々に記されており、中世に入るとさらに隆盛を極めていった。神や霊によるタッチは、彼らが実在する人物でない以上、実際には行われなかったわけだが、代わりに聖職者や王がその力を借りて行うようになった。

ローマ帝国時代には、ウェスパシアヌス帝（在位69～79）が盲人や聾者《ろうしゃ》に手で触れて治し、ハドリアヌス帝（在位117～138）は指先で触れて水腫《すいしゅ》病患者を治したという。そのような伝統はさらに続き、中世になると皇帝や国王はキリスト教と手を結び、洗礼や塗油《とゆ》を受けることで神聖な力を与えられると、病人に触れることで病を癒すようになった。

そしてついに5世紀の終わりごろからイギリスやフランスで大流行するようになった。アンリ4世（在位1589～1610）はローヤル・タッチで一度に1500人の病気を治し、イギリスではチャールズ2世（在位1660～85）は、ロンドンの全外科医が治すよりも多くの患者を治したという（29ページ参照）。

ローヤル・タッチはヨーロッパでは特にイギリスとフランスで長く続き革命の嵐をくぐって生き残ったが、次第に科学的な医学の発達に抑え込まれるように影をひそめていく。

最後は王政復古の中で王権に権威を与えるため、シャルル10世（在位1824～30）が即位した1824年の戴冠《たいかん》式の際に、その儀式が再現されたときだという。この年をもって1800年にわたるローヤル・タッチの歴史に幕が閉じた。

それでは、メソポタミア文明からローマ時代に続く魔性を帯びた触手療法や、中世に流行した王によるローヤル・タッチはなぜ効果があったのだろうか。

現在の医学の考えでは、その効果は「プラシーボ効果（偽薬効果）」あるいは「催眠療法」の効果と考えられる。前者については、そのような効果が存在したことは、すでにヒポクラテス自身がはるか昔に指摘していた。「ある患者は、自分の病状が危険だと承知していながらも、医者の優秀さに満足したという単純な理由だけで健康を回復することがある」と述べている。

また後者については、神は一般の民衆にとって、人間が支配できない自然を司る偉大な力の持ち主であり、神に近い絶対的な存在である王にじかに触れられる体験によって一種の催眠状態にかかり、王の暗示を容易に受け入れて治っていたことが想像できる。

医者が触れて患者が治るとすれば、その効果のほとんどはこれら2つが占めていることは否定できない。現在の医療の効果とは、プラシーボ効果を排除した効果を追求しなければならないとされる。

しかしもしもプラシーボ効果だけであったとしても、それで患者が治るのであればよいではないか。むしろ患者の病気が癒えるのであれば、プラシーボ効果を最大限に活用すべきであろう。

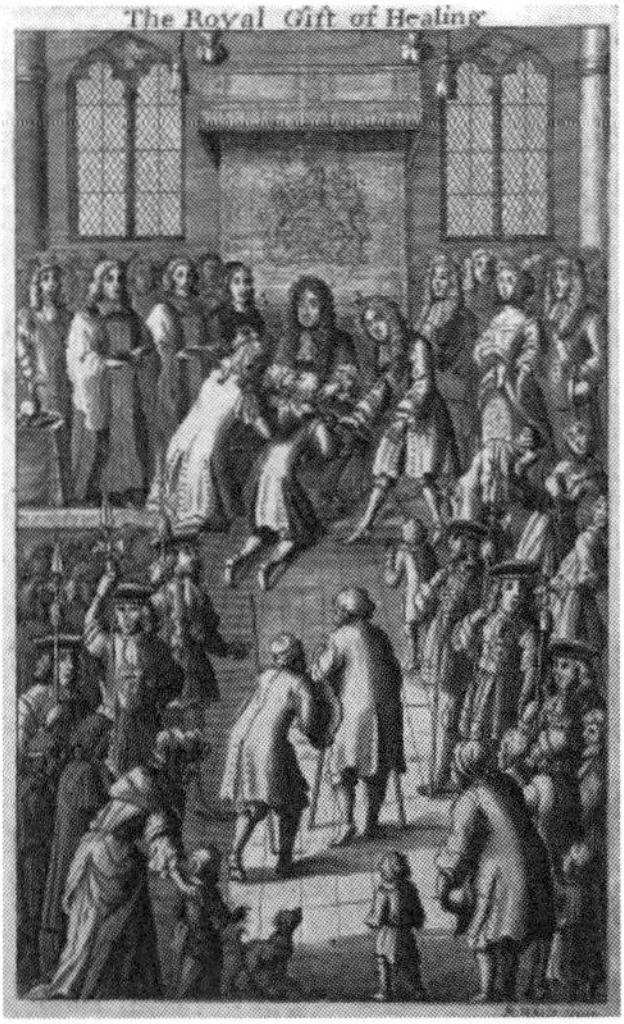


イギリスやフランスで大流行
したローヤル・タッチ

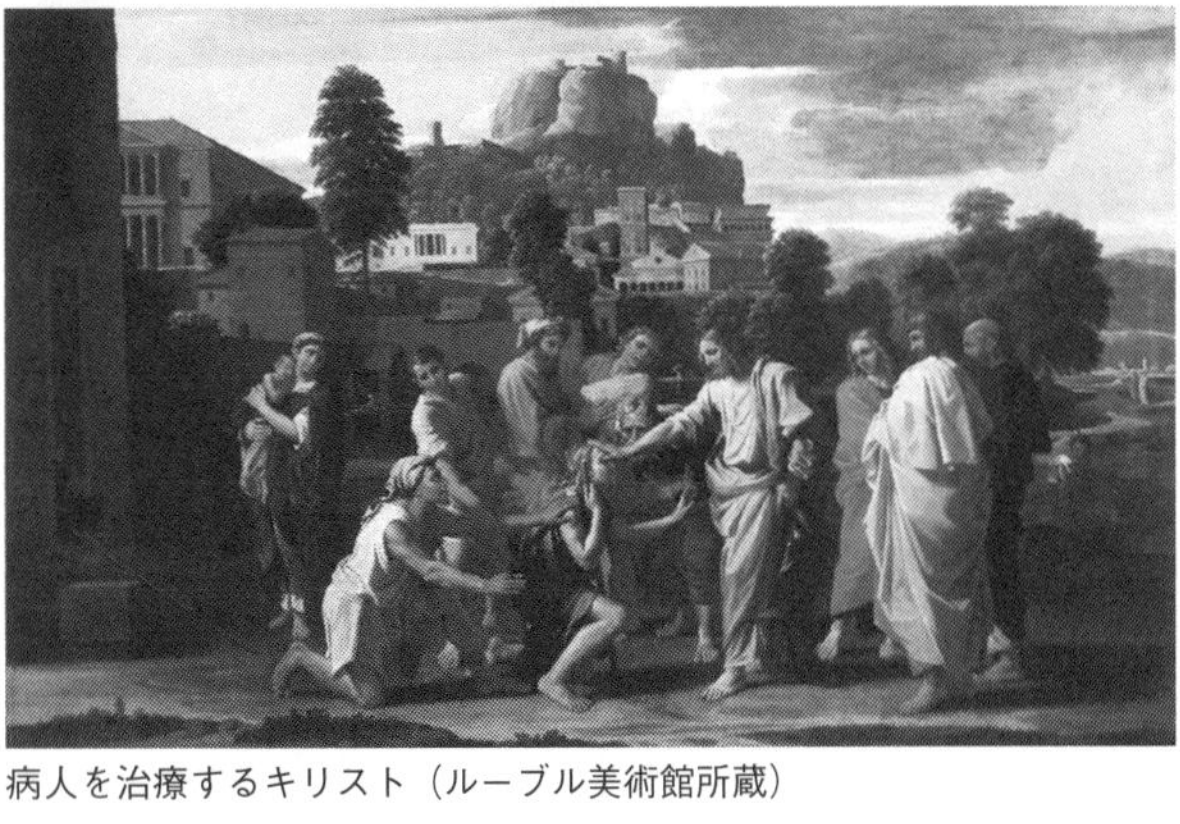

病人を治療するキリスト（ルーブル美術館所蔵）

## 自然治癒力を引き出す触診の力

一方で科学的な医学を追求してきた医者にとって、患者の身体に触れるのは、症状の情報を集めて診断するためであった。いわゆる触診である。しかしこの触診の伝統も現在では廃れてきている。どこへいったのだろうか。

科学的な医学を追求した医者は、19世紀まで、病気に特異的な身体の異常を捉えるため、視覚的・聴覚的、触覚的な感覚を駆使して、できるだけ客観的な証拠から診断するというヒポクラテス的な観察法を追求していた。医者は病理的な知識の深化に伴い、器官の形や性状を知るために身体の深部まで手で探り、一方では皮膚に触れた振動や擦《こす》れ合い、感触の微妙な変化を手で感じ取ろうとしていた。

しかしそのような訓練は一定の成功をおさめたにもかかわらず、それだけでは十分には情報が得られなかったのも事実である。そのため診断は患者自身による症状の告知にほぼ頼っていたが、それさえもあまり信頼できる情報とはいえなかった。こうして医者たちは器官の異常を知るためのもっと信頼できる手段を追い

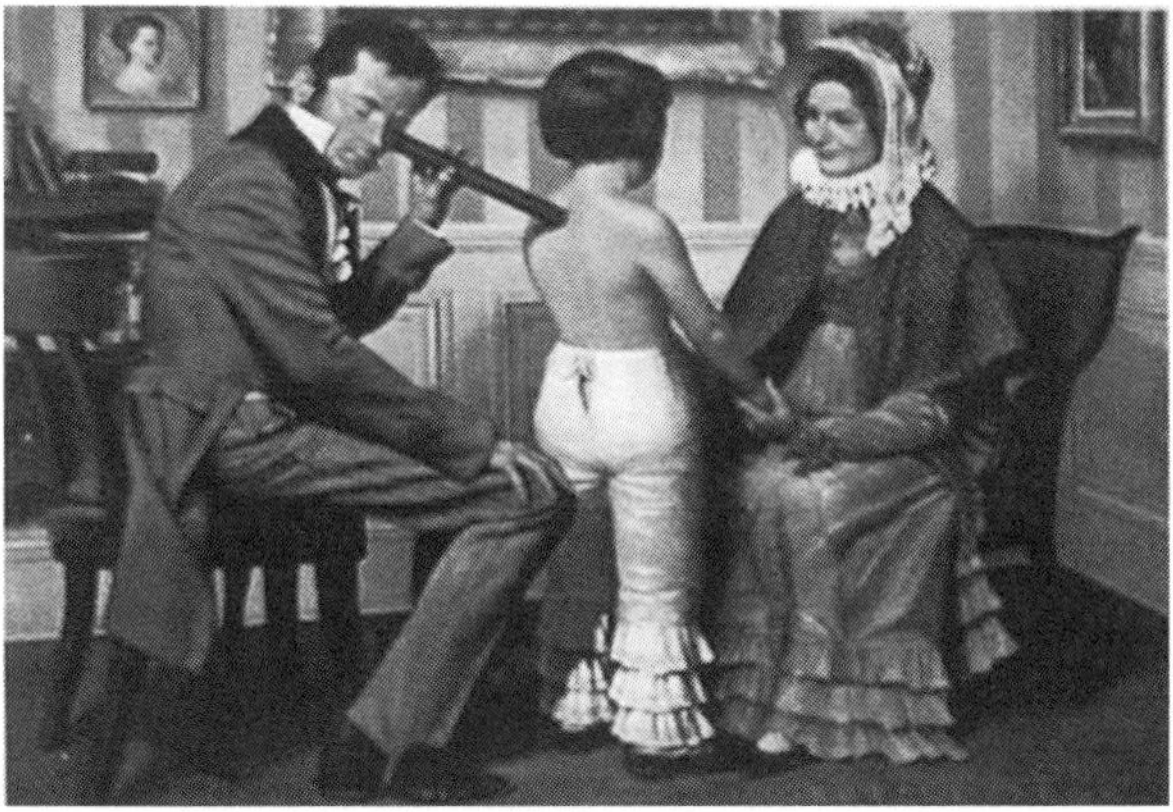

1816年に発明された聴診器の原型（米国国立医学図書館所蔵）

求めていた。

そんな時代、1816年にフランスのルネ・ラエネクが筒型の聴診器を発明すると、医者はそれまでの患者の胸に直接耳を当てるなどの感覚的な判断や患者の告知を、客観的な情報から区別することに初めて成功をおさめた。ラエネクが聴診器を発明したのは、当時の患者の多くがノミやシラミを宿し、入浴習慣もなかったため、患者に触れていろいろな伝染病に感染するのを防ぐためであったともいわれる。これは近代化されたヒポクラテス的な観察法への大きな一歩だといえる。こうして医者は患者の内臓について、より正確で豊富な情報を得ることができるようになり、肌と肌を介した診断法に終焉《しゅうえん》を告げた。しかしそれは同時に、「肌の接触こそ、医者にとって、最も古く、最も有用な癒しの技」（エドワード・ドナル・トーマス、１９８３）という、太古の時代から続いた良き伝統の終焉でもあった。

その代償として彼らは患者との距離を50㎝遠ざけてしまったといわれ、これがきっかけで医療が変質したと嘆く人もいた。このことについて臨床社会学者のジョン・ブルーンは、器具の使用は診察のやり方を変え、医者が患者に触れることを最小限にしてしまった、と述べ、医者が患者に触れないことが患者の不満の一つの原因であると述べている。患者は医者にみられることはあっても、触れられることは少なくなった。

これにさらに拍車をかけたのが、ウィルヘルム・コンラート・レントゲンのX線である。これにより患者の姿を直接みることさえも不要となり、患者不在の医療へと突き進んでいくのである。

こうして科学的な医学は、患者よりも患部や細胞をみる方向へと突き進んでいった。
確かに科学的な医学のおかげで、かつては治らなかった多くの不治の病は克服されるなど、その恩恵は計り知れない。しかしそれは残念ながらヒポクラテスが望んだ科学的な医学ではなかった。彼は「眼を頭から切り離し、頭を胴体から切り離し、さらに心を身体から切り離す医学は誤りである」と述べていることからもわかるように、科学的な医学を目指しはしたが、それはあくまで「患者」を治療の対象に据え、自然治癒力を高めることを主眼においていたからである。

残念ながら現在の科学的な医学もまた決して万能ではなく、批判的に論じられることもたびたびあった。たとえば日野原重明は、医者はサイエンスとアートの両方を身につけるべきだと主張している。サイエンスの部分とは、医学的な高度な知識や技を身につけ、患者に共通する部分を客観的に捉えようとする側面である。それに対してアートの部分とは、いわば感性の部分であり、一人一人の患者の独自性に目を向けて科学的な知識を適用することをいう。アートという言葉は、すでにヒポクラテスの時代から使われていた用語である。「アート・オブ・プラクティス・オブ・メディシン」といえば、悩み苦しんでいる人の痛みをやわらげ、心を安らかにするために、自然治癒力をどのように上手に引き出す援助ができるかというすべをいう。患者の悩みや痛みがわかり、感じられるというのは、医者の側に感性が必要である。医者は自分が感じたことのない痛みや苦しみを感じられるようにならないといけないのだ。このような感性は、まさにヒポクラテスが試行錯誤で追求していた、五感を駆使して患者の状態を把握することによってこそ、感じられるものに他ならないと思う。

## 触れない医療の問題点

ことは医学とともに歩んできた看護でも同様だ。

看護研究の権威として知られるマーガレット・サンデロウスキーの『策略と願望―テクノロジーと看護のアイデンティティ』（和泉成子監訳、日本看護協会出版会）に次のような一節がある。

「看護師は、心電図やディスプレイなど監視装置がもたらす情報の判読と解釈を行うことが多くなり、それは五感で（脈拍を指で触診し、リズムと強度を診るなど）、あるいは感覚器増幅型用具（聴診器など）で直接患者情報を得るのとは全く異なっている。患者把握とは、機械がもたらしたテキストデータを判読し、結論を出し、それにもとづいて対処すること、また、患者をテクノロジーによる監視下に置くことを意味するようになった。この種の患者把握は、直接身体に触れる伝統的な看護とは非常に対照的な新しい種類の『手を出さない看護』をもたらした」

わが国でも事情はまったく同じである。看護において患者に触れることの重要性を主張し、「TE・ARTE《てあーて》」学を提唱する川嶋みどりは、次のような実例を紹介している。

「最近の看護師は、自分の言葉でまず苦痛を確かめたり、手で触れてアセスメントすることをしない。『息苦しい』という訴えを聞いてスッといなくなってしまう。しばらくして再び現れると、ワゴン車にノートパソコンを乗せてくる。患者の指先をプローブではさんで、『97ですね。大丈夫です』と、サチュレーションモニターのデジタル数字だけで状態を判断するのである。しかし、たとえ97であれ、98、99であれ、患者が発した『息苦しさ』は変わらない。何が大丈夫なのだろうか。背後にある不安やとまどいに対するケアは、皆無といってよいのである。この間の患者―看護師関係の何と無機的なことか」（『看護実践の科学』２００９年１月号）

まさに「手を出さない看護」である。患者の訴えよりもデータを重視する風潮が端的に表れている。

## 啄木も子規も大事にした癒しの手

ここで、患者に触れるという看護の原点について考えてみたい。

「看」という字は「手」と「目」で患者を看ると書くように、看護における手の重要性は測りしれない。

その点を巧みに表現したのは石川啄木である。啄木は肺結核のため、27歳の若さで亡くなっている。

思ふこと盗みきかるる如くにて、
つと胸を引きぬ――
聴診器より。

入院中の長く苦しい闘病生活に耐えかねている啄木を回診した医者が、聴診器を胸に当てようとしたとき、「苦しい治療はもうやめたい」、「家に帰りたい」などと思っている心の内を盗み聴かれるような気がして、すっと胸を引いてしまった、ということである。

その一方で、次のような詩句も残している。

脈をとる看護婦の手の
あたたかき日あり
つめたく堅き日もあり

（上記2編：『悲しき玩具』より）

聴診器のような当時のハイテクな診断機器は、得体の知れないものとして思わず胸を引いてしまったが、看護師の手による触診では、その手の感触の違いを楽しむ余裕さえうかがわせる。看護師よりも啄木の方が接触に敏感な感性をもっているのだろう。

さらに演出家の竹内敏晴は、みずからの看護される体験を「母の手の記憶」と題した一文に記している。これは少年のころ、竹内が中耳炎による耳の痛みに耐えながら寝床に横になっていた場面である。

「すうっと襖が開いて黒い影が入って来る。枕元に膝をつくと氷嚢を取りのけ、こめかみにじっとてのひらを当てて熱を計っている。（中略）手は襟元へ伸びて来て汗で寝間着が濡れているか確かめる。ぐっしょりならばかいまきをはね、手早く寝巻をはぎとり、そっと寝返りさせて汗を拭く。寒くて震えが走るが動くことができない。乾いた布の感じにくるまれるまで、ただ母の手に身をまかせている。痛くて苦しいままでの安らかさ」（初出『看護実践の科学』1997年1月号、

後に『癒える力』85ページ、晶文社）

この「痛くて苦しいままでの安らかさ」は、まさに看護の原点を突いている。手を用いたからといって痛みや苦しみが魔法のようになくなることはない。痛みや苦しみ、不安や恐怖、悩みに寄り添い、支えてくれていると思うだけで人は心の平穏を取り戻すことができる。それこそが、看護の原点であろう。

同様の思いを、正岡子規はさらにはっきりと指摘していた。正岡子規は明治35年（１９０２）に、35歳の若さで亡くなった。彼の『病牀六尺』には次のような一節がある。

病気の介抱には精神的と形式的の２つがある。精神的介抱というのは、看護人が同情をもって病人を介抱することである。形式的介抱というのは、病人をうまく扱うことで、薬をうまく飲ませたり、包帯を取り換えたり、背中や脚をさする、布団を直すといった行為の他、浣腸《かんちょう》や沐浴など患者の身体を常に気持ち良くしてやることである、と述べている。そして、この２種類の介抱の仕方が同時に得られるならば申し分ないが、もしどちらかを選ばなければならないとするなら、むしろ精神的同情の方を必要とする、という。

精神的なケアをより本質的なものと考えていることがわかる。

これは看護師の感性が相当鋭くないとできないことである。ただ同情すればよいのではなく、患者の状況を本当に理解したうえで、その痛みや苦痛に共感するわけである。

ただし現代の看護からみれば、背中や脚をさするという行為は、むしろ精神的介抱に近いと思う。必要がなければ「手を出さない」看護だからである。患者の体をさするというのは、それだけで十分に思いやりやいたわりといった同情の気持ちが表れているといえるだろう。

## 指先は極めて精巧なセンサー

ナイチンゲールは19世紀にこう記している。

「『はねあがる』ような脈（中略）、リボンのような感じではなく、細い糸が空間の隙間を縫って走っているような感じのする脈がある。（中略）ぴくぴくと震えるような脈などもある」

「看護師がこれらのいろいろな脈の性質に精通していないで、どうして自分の仕事に自信をもつことができようか？　またどうして患者の危険や苦痛を救う存在でありえようか？　（中略）これらの脈を知るには、それに触れてみるよりほかはない。しかもこれは、ほんとうの看護師にとって絶対必要な知識なのである。このような理由で（中略）鋭敏な感受性を身につけていることが必要なのである」

（湯槙ます・薄井坦子・小玉香津子他訳『看護覚え書』、現代社）

この「リボンのような感じではなく」や「細い糸が空間の隙間を縫って走っているような」、「ぴくぴくと震えるような」微妙な脈の性状を、現在の看護師は区別することができるだろうか。

先に医療における触診について述べたが、看護においても同様である。手は患者の身体内部の状態を知る極めて便利で正確なツールである。3本の指で脈拍を数え、触知して性状をアセスメントする。触れた指から、体温の高低、皮膚の乾湿の状態、血圧測定をすべきかどうかも判断できる。脈拍だけではない。先述の川島によれば、エキスパートの看護師であれば、患者の胸に当てた手で、分泌物の有無を知り、咳《せき》の種類が湿性か乾性かも把握でき、腹部を触れれば、ガスの有無や便の状態も観察できるという。手の触覚は極めて精巧にできており、さらに経験を積むほど精度も高くなる。血圧計などではそんな技には遠く及ばない。

現代の医療・看護において、「手当て」の重要性を主張するのは、ヒポクラテス以降徐々に変貌してきた科学的で分析的な方向に偏りすぎた医学の流れに警鐘を鳴らしたいからである。だが科学的な流れを止めて原始の医療に戻ろうというのではない。手で触れるだけで魔法のように病気が癒えるなどというまやかしはもはや通用しない。そうではなく、患部だけではなく「患者」を医療の中心に据え、体だけではなく心を含めた全体としての患者を「癒す」方向性を取り戻してほしいのである。そのためには患者の苦痛を拭い、「人間である」患者との関係を良くするために、医者も看護師ももっと患者に触れる必要があるのではないか。

## 「ふれあい」がイライラ、不安、疲れをやわらげる

ここまで医療者が患者に触れなくなった現状を例としてみてきた。しかしことは医療場面に限った話ではない。世の中全体で人に触れることが圧倒的に少なくなってきた。その悪影響は現代に生きる私たちすべてに当てはまる。

何となく生きづらく感じたり、生き生きとした感情を失いつつあるとか、疲れやすい、不安が強い、イライラするといった多くの人にとって、手当ての技は大きな助けとなるであろう。

さらに人との親密な関係を築いたり、社会の中で必要とされたり、人との緊密な関係の中で生きたりすることができにくくなっている世の中で、手当ては人と人との関係を築く効果的なツールともなる。

本書は現代に生きるすべての人々にとって、「手当て」の大切さを理解してほしいとの願いを込めて書かれた。現代によみがえらせたいその効果は次の2つである。

第1は「癒し」である。

科学的な知識もほとんどない古《いにしえ》の時代でも、人々は手当ての癒しの効果についてはは経験的によくわかっていた。だからこそ四大文明のいずれからも、マッサージが癒しの技として登場し、近代医学が発達した今日でも衰えずに生き続けている。人間の身体の基本的な構造が変わっていない以上、手当ての癒し効果も変わっていないはずである。

一方で、科学としての医療は「いたちごっこ」のように1つの問題を解決するや新種の病気が生まれ、私たちはいまだ病気から解放されることはない。この先もずっと「いたちごっこ」は続いていくに違いない。そんな医療のもとでは、人々は「治療」よりも「癒し」を求めるようになった。

私たちはなぜ、それほど癒しを必要としているのだろうか。

その一因は、心と身体が乖離していることである。私たちは毎日の生活を科学技術に囲まれ、それらを使用しているうちに、いつのまにかそれらに支配されるようになり、知的合理的側面ばかりが偏重される社会の中で生きている。

しかし人は合理的なものからは癒されない。むしろ、一見すると不合理にみえるものからしか癒されないとさえ思う。たとえば「がんばってリラックスしようとしてもできない」ように、努力して癒しを得ることもまたできないと思う。だから全身を他人に委ね、受け身的に何かをしてもらうことでこそ癒されると思う。アロマの匂いも温泉に浸かるのも、ペットとじゃれあうのもそうである。このとき「がんばり」を捨てて自分の「心」を解放することが大切である。さらに人と関わる中で癒しを得ることができれば、質の高い癒し効果が得られるだろう。

このように「癒し」とは身体的にも精神的にも社会的にも全体として健康を回復することである。全体を回復させて統合させることが、癒しにとって必要不可欠であり、そのためには手当ては最大の武器となる。それに対して「治療」は身体の部分的な異常に対して、その原因を除去することにより正常な機能を回復することであり、心理的・社会的要素は除かれている。そのため深い満足感や生きている実感は得られない。

人と人の肌の接触により皮膚感覚を取り戻し、心と体をつなぐ方向性をもつ技こそが、現代に生きる私たちに求められている。そのような癒しの手段として、古来の手当ての技を現代によみがえらせることは何より意味のあることだと思う。

心と体を統合させて、私たちを世の中に存在せしめている身体の存在を確たるものとして感じるための最良の手段であるからである。

なぜ皮膚に注目するのかについては、2章でみていきたい。

手当てのもたらす効果の第2は「絆」である。

ここまでずっと手当てについて、心と体の全体性を回復させる、癒しを目的としたツールとしての側面にスポットライトを当てて述べてきた。しかし、手当ては同時に「ふれあい」としての側面ももつ。ほとんどの哺乳類は、仲間同士で身体を接触させて親密な関係を築いてきた。頭をくっつけたり、体をすり寄せ合う動物もいる。そして手が器用に使える霊長類に進化してからは、相手に直接手で触れるようになる。グルーミング（毛づくろい）である。人間も遺伝子としてはその99%はチンパンジーと同じだという。「頭」で了解し合うつながりではなく「心」の通じ合う交流をするためには、「ふれあい」は強力なツールとなる。

メールに代表されるネット上でのつながりは、そのほとんどが文字情報のやり取りである。18ページの図に即していえば、それはまず、「頭」から入る情報である。書かれている文の意味を理解しなくては成立しないからである。メールのメッセージを読んで解釈して、「うれしい」とか「不快だ」と感じるだろう。文の意味を理解すると、その下の「感情」が生まれるのだ。これはトップダウン式の感情であり、「冷めた感情」でもある。つまり心の底から沸き起こるような喜びや愛情、怒りといった体を震わせるような感情ではなく、あくまで何となくそのような感じがする、というレベルに留まったものであることが多い。

一方、面と向かった交流は、相手の表情をみたり、声を聞いたりするコミュニケーションであるため、「感覚」から入る情報のやり取りであり、それも感情を生む。その場合の感情は前記の「冷めた感情」であることもあれば、これから述べるような「熱い感情」であることもある。

最後に「ふれあい」は皮膚と皮膚の接触であるため、「体」から入る情報であり、それは皮膚感覚という身体感覚を生み、さらにそれが感情を生む。こちらはボトムアップ式の感情であり、「熱い感情」である。これは「触れ―触れられる」ことから感じられる快や温かさといった感覚から、親密感や優しさ、愛情、信頼感といった感情が生まれるのであり、体に根ざした感情であるといえる。それは容易には変わることのない、身体に深く根ざした感情である。だからたとえば親にしっかりとスキンシップされて愛情を肌で感じている子どもは、少々叱られても厳しく怒鳴られても、親の愛情を疑うことはない。それに対して、体に根ざした感情をもてない子どもは、その時々の親の態度によって、愛情を感じたりそれを疑ったり、自分は嫌われていると感じることになる。ネット上のつながりでは、そこに書かれる文字情報によって、相手への感情が次々と変わるのと同じである。

このようなふれあいは深い信頼や愛情に基づいた「絆」を作り、それを取り戻すことは何よりも、現在の日本人に特に必要だと思う。

ところで日本人にとっての心の豊かさとは何か、考えたことがあるだろうか。

1960年代までは、GDP（国内総生産）が幸福感を高めると考えられていたが、それは誤りであることが指摘されてきた。「幸福のパラドックス」と呼ばれるこの現象は、人は物質的な豊かさだけでは幸福を感じないことを表している。

先進国の中でも日本人の幸福度は低く、厚生労働省によると平成28年度（2016）では悪性新生物を除けば男女とも10代後半から30代後半の死因のトップは自殺であるという。

日本人にとっての幸福感を見極め、それを追求することが急務だといえるだろう。

幸福感は「余暇を最も大切にすることが幸せにつながる」とするフランス、「より多くの緑に囲まれることで幸せを感じる」とするタイ、「伝統文化に触れながら暮らすことで幸福感に包まれる」とするブータンなど、それぞれの文化の特徴がある。

東日本大震災直後に内閣府の研究会が行ったアンケートで興味深い結果が出ている。

それによると日本人が感じる幸福の条件は2つある。1つは「緊密な人間関係をもつこと」であり、もう1つは「社会の中で役に立つこと」である。大震災であらためて家族や友人、知人とのつながりの大切さを思い知らされたというように、絆を重視する傾向が浮かび上がった。

日本人は伝統的に自己を人との関わりの中に埋没させてでも、人のために生きることに価値を見出してきたと思う。社会構造が急速に変化しても、そのような精神構造は私たちの中に組み込まれ受け継がれていくため、そう簡単には変化しない。

私たち日本人は社会と関わりそこで他者に必要とされながら、深い身体の感覚に根ざした信頼や愛情に基づいた感情に結ばれながら生きてこそ、本当の生きがいや幸福を感じることができるのだ。

しかし現在の日本では、社会や他者とうまく接点をもてない人が増えている。またネット上のつながりばかりを追い求める人もいる。しかし人は本物の絆が少しだけあれば幸福になれるのに、浅く感情の伴わないつながりばかり求めると、いつまでも幸福は感じられないという。自転車操業のように、毎日ツイッターなどで発信して反応を求めないと、つながりを感じられないからだ。人とのつながりを求めて必死になるあまりに、ますます孤立感を深めてしまうのだ。その結果、心も体も健康から遠ざかっていく。これをインターネット・パラドックスという。だからこそ、多くの人が絆の大切さに気づいた今、古来からある「ふれあい」をよみがえらせて、人々の強い絆に結ばれて、互いに必要とし、必要とされながら生きることができる社会を築きたいと願わずにはいられない。

# 2章　手は第二の脳

次章から、手がもつ力の具体的な効果をみていくが、その前に「生き生きとした感情」、さらには「人の印象」や「高度で理性的な判断」にわたって、私たちの心の大きな部分が、いかに手や皮膚感覚によって、知らぬ間に影響を受けているのかみていきたい。なぜ私が手当てを現代に生きる私たちにとって必要不可欠の行為としてよみがえらせたいと主張するのか、その理由がきっとおわかりいただけるだろう。

## 手は脳の出先器官

### 皮膚は脳と似た情報器官

今から40年以上も昔、イギリス生まれの人類学者のアシュレイ・モンターギュは、母子間の身体接触の重要性を、皮膚の役割といった観点から論考する中で、次のように述べている。

「私たちの皮膚は身体で最も大きな感覚器官である。皮膚を構成しているさまざまな要素は、脳と非常に似た機能をもっている。触覚の衝撃を伝える神経線維は、総じて、他の感覚に関連するものより大きなサイズである」

1970年代という、皮膚の科学的な知識がまだわずかしかなかった時代の彼の先見的な指摘は、その後の研究で実際に次々と明らかになっており、当時、早くも皮膚に秘められた多くの未知の可能性を言い当てた点で、多くの研究者から評価されている。

たとえば次のような研究がある。

資生堂の傳田光洋は、皮膚は脳と似た構造をもつ情報処理器官であると考えている。それは、皮膚の表皮には脳の海馬にあるNMDA受容体という組織があり、表皮はホルモンまでも作り出しているからである。そして皮膚への刺激すべてが脳に伝達されて処理され、脳の命令を待って皮膚の機能を変化させるのではなく、微細な情報は皮膚自体が情報処理を施し反応していると指摘している。

また私自身も『皮膚という「脳」』（東京書籍）の中で、皮膚に触れると皮膚には振動が発生し、その周波数により心に異なる影響を与える可能性について指摘した。

皮膚はなぜこのような能力を秘めているのだろうか。それは皮膚と脳の発生の過程を考えると納得できるだろう。受精卵が卵割を繰り返して胞胚期《ほうはい》といわれる時期があるが、このとき細胞は3層の構造に分かれている。外側から外胚葉《がいはいよう》、中胚葉、内胚葉という。それらの層は次第に分化して、いろいろな器官に分かれていくのだが、実は皮膚と脳は同じ外胚葉に由来するのだ。脳がない生物は現在でも非常に多いが、皮膚がない生物はいない。皮膚は脳ができるはるか以前に、生物の発生の初期にでき、脳に匹敵する情報処理機能を備えていったのである。

また皮膚はかつては五感のすべてを感じ処理する臓器であった。皮膚は音を感じ、光を感じることさえできた。それらの機能を生物は眼や耳などに譲り渡していったのであるが、人間の皮膚にも原始の生物の時代の機能を名残として残しているのである。

## 触覚は指先に集中している

人間の触覚の能力は、非常に優れている。

わずか1ミクロン（100万分の1メートル）の凸凹でも触ってわかるほどである。

## 脳のシステムの中で手が占める面積は非常に大きい

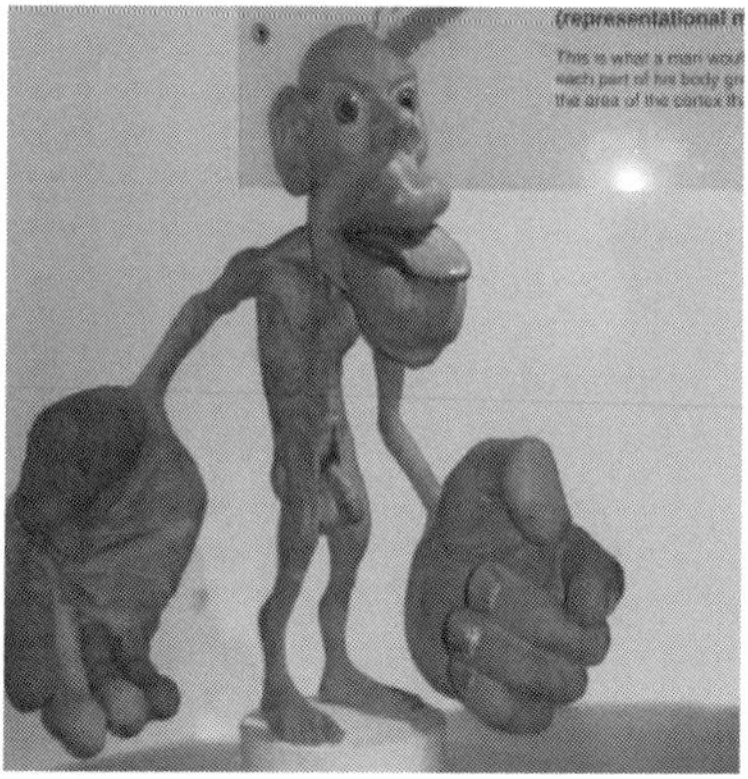

（大英博物館所蔵）

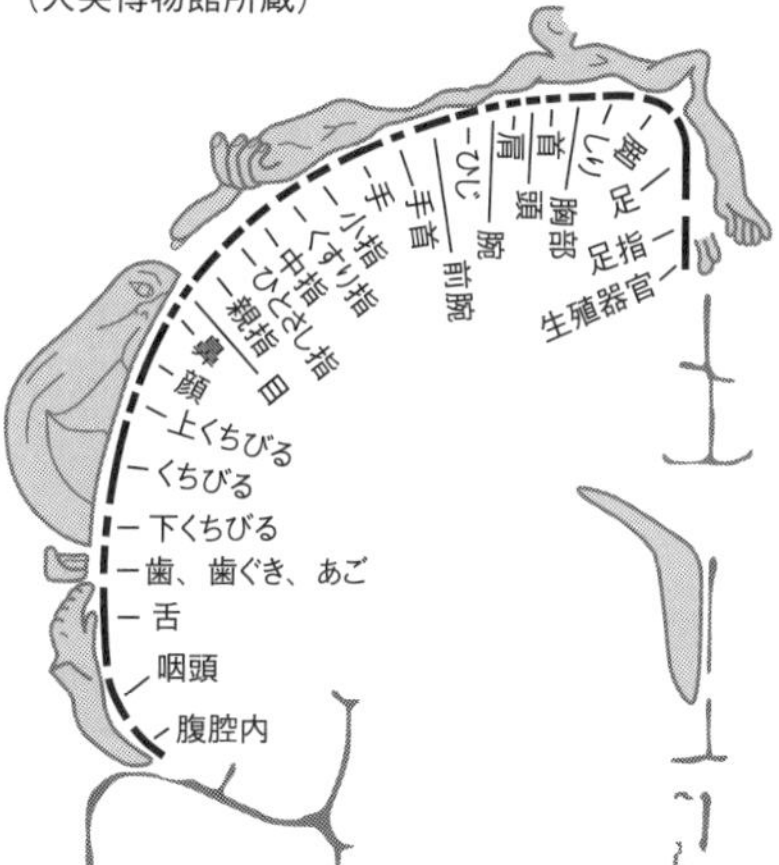


Rasmussen and Penfield（1947）より改変

なぜそれほどまでに敏感な触覚をもっているのだろうか。そのメカニズムは皮膚の触覚の受容器と脳の2つに理由がある。第1は、触覚の受容器の多さにある。触覚の受容器は4種類あり、それぞれが別個の物理的刺激をキャッチできるようになっている。だから皮膚上のどんな刺激でも逃すことはない。特に手は触覚の受容器の密度が非常に高く、触れるものの表面のツルツル、ベトベトといった特徴を正確に把握している。特に指は敏感である。そして単に触覚の受容器の密度が高いだけではなく、指先にある指紋も感度を増幅させるのに一役かっている。指にビニールのような薄膜一枚でも張ったとしたら、触覚の感度は一気に下がってしまう。

第2は、全身の触覚を解析する脳のシステム（大脳皮質の体性感覚野）の中で、手が占める面積が非常に大きいことがあげられる（55ページ図参照）。そのため、手による触覚は触れたものを敏感に捉えるシステムが二重に発達しており、触れて指を滑らせたときの摩擦による皮膚の振動を、掛け算のように増幅して感じるのである。

だから体の他のどの部位よりも、手はその面積に比べて心（脳）に与える影響も非常に大きくなる。

## 身体と心の関係

### 身体と心をつなぐもの

このように、皮膚や手の触覚の能力については、たくさんのことがわかってきている。次に視点をもう少し大きくとって、1章では概略だけを述べるに留めたが、「頭」、「心」、「体」の関係についてもう少し詳しく述べよう。まずは、身体が感情に与える影響についてである。

米ジョージタウン大学のカンダース・パートは、脳で作用する神経伝達物質の1つエンドルフィンの発見に大きな貢献をした生理学者である。彼女は身体と心をつなぐ生化学的なつながりの存在を主張し、それを「感情の分子」と名づけた。彼女は、脳の活動のほとんどは脳細胞の神経同士の結合の仕方（シナプス結合という）によって行われているが、その割合は全身で行われる神経シナプス結合の2％しかないとして、脳の活動によって感情が支配されているという見方は正しくないと述べている。そうではなく、むしろ全身にある神経ペプチドに注目している。神経ペプチドは脳内だけではなく、免疫システムなどでも生産・貯蔵されているアミノ酸結合物で、身体全体を駆け巡り脳と体の交流を果たしているという。

さらにパートは興味深いことに、ある特定の神経ペプチドはある特定の感情に対応していると考えた。たとえば、喜びや悲しみという感情は、それぞれに対応する神経ペプチドによって筋肉や内臓や結合組織に情報として運ばれる。神経ペプチドを「感情の分子」と呼ぶ理由である。

彼女によれば心は2つの特徴をもつ。1つは身体と脳における物質的な特性であり、もう1つは身体の中を流れている情報という非物質的なものである。心は身体と一体であり、身体とは心が物理空間で外の世界へと現れたものであると考えることができる。感情は情報を物理的な現実へと、そして心を物質へと変換する触媒《しょくばい》なのである。

彼女は「身体は心を通じて癒され得るし、そうでなければいけない。そして心は身体を通じて癒されるし、そうでなければいけないと自分の研究からいえる」

と主張していることからもわかるように、体を動かすことは神経ペプチドの流れを促進し、その結果、感情的にも健康になれると考えている。

## 人は身体感覚で好き嫌いを決める

次に身体が感覚を媒介に感情に影響を与えていることを主張している研究者もいる。

南カリフォルニア大学のアントニオ・ダマシオは、扁桃体《へんとうたい》や前頭前野など感情に関わる脳の領域を損傷した患者の研究をしたところ、理性的な判断や社会性が喪失していることに気づき、感情は意思決定の中核をなすというソマティック・マーカー仮説を提唱した（ソマティックSomaticとは身体の、体性のという意味）。彼によれば感情の背後には身体感覚があり、それによって意思の決定が迅速に行われていると考えている。身体は外部の刺激に反応して無意識のレベルで感情を引き起こすのだが、大脳がそれを認識するまでは私たちはそれを感じることができないのである。

私たちが日々の食事のメニューを決めたり、新聞のどの記事から読むかを決めるといった膨大な情報の中から1つを選ぶプロセスというのは、論理的・合理的に考えて決めているのではない。そんなことをしていたら、膨大な量の計算を脳で処理しなければならず、何も決められなくなってしまう。そうではなく、身体感覚に基づいた直感によってほとんどのことが決められているのである。身体の調子は日によって異なるため、食べたい食べ物も変わってくる。新聞の読む記事を選ぶのも、案外紙面の読みやすさ（目の動かし方）などの影響を受けているのかもしれない。

たとえば読者の皆さんは、〝VF〟と〝VJ〟のつづりでは、どちらのペアが好きだろうか。その好き嫌いを聞いてみると、キーボードを打つのが速い人は後者を好むが、遅い人は差がないという（前者は左手の人差し指を2回動かすため負担が大きいことが無意識のうちに否定的な影響を与えている）。好き嫌いという直感的な判断に、身体の感覚が影響しているのである。

ダマシオは大脳の主な役割は、内臓や筋肉あるいは皮膚などの全身からくる身体の情報を統合的に管理することで、身体の変化とそれに伴う感情とを結びつけるはたらきをしていると主張する。そしていったん身体の情報と感情の結びつきが成立すると、その後の脳は似たような状況ではいつでも自動的に反応して、負担を軽くしている。そこで身体感覚は、さまざまな状況で意思決定をする羅針盤としての機能を果たしているともいえるのである。

## 身体の不快感は理性に影響を与える

さらに高度な理性的な判断にまで、身体の感覚やそれに基づく感情が影響を与えているとは意外に思うかもしれない。特に道徳的な判断や、裁判における罪の判断など、感情を交えずに理性的にすると考えられている決定に、実は身体の感覚や感情が大きく影響していたのである。

英国の心理学者、シュナル・サイモンらは、他人が犯した罪に対する道徳的な判断に、身体の感覚が影響を与えていることを突き止めた。

彼らの実験では、まず半数の参加者に不快感を催すビデオをみせ、残り半数の参加者には何もしなかった。その後、ある罪を犯した人物の話を読んでもらい、その人に対して与えたい罰の強さについて評定してもらった。すると前者は後者に比べて、より重い罰を与えることがわかった。このように身体の不快感といった感覚は、理性的な判断にまで影響を与えることがわかる。一般に裁判では、裁判員は殺人現場などの悲惨な場面をビデオで視聴したうえで量刑を判断するが、眼や耳からの情報はより感情に与える影響が強く、文字の資料に比べてより重い結論に導かれる危険があるだろう。

いずれにしても、私たちが普段、理性的にしていると思っている判断は、実はほとんど気づかないうちに身体の感覚に基づいているのである。

# 皮膚感覚が心を変える

## なぜ皮膚は敏感なのか

身体は感覚を通して感情、そして知的な部分にまで、いかに大きな影響を与えているかおわかりいただけただろう。

しかし身体内部の感覚は、そのほとんどが意識することができない。よほどの強いものだけが受身的に意識に上ってくるだけである。それに対して身体の外部からくる刺激によって起こる皮膚感覚はより敏感である。皮膚はそれ自体が大きな感覚器官であり、また身体内部より受容器の数もはるかに多いからである。また何かに触れるか否か、どんなものに触るか、触り方をどうするか、などは自分の意思でコントロールすることもできるため、より自分の心と密接なつながりがあると思う。

そこで次に、皮膚感覚と心の関係についてみていこう。前述のように皮膚感覚は心とより密接に関係している。その事実を2つのユニークな研究を通して考えてみたい。

たとえば皮膚を温めると、どんな心の変化が起こるだろうか。

## 皮膚を温めると心が温かくなる

米国の行動経済学者ローレンス・ウィリアムズと心理学者ジョン・バーグは、実験参加者を実験室に連れて行くエレベータの中で、温かいあるいは冷たいコーヒーをもっていてくれと依頼する。実験室に到着後、参加者にはある架空の人物の特徴が書かれているリストを読ませ、その人の印象について評定してもらった。

すると、手に温かいコーヒーをもった人は、その人物の人格を「親切」、「寛容」

だと判断した。さらに実験のお礼として「友人へのギフト」と「自分用の品」のどちらかを選んでもらうと、手を温めた人は前者を選ぶことが多かったという。

その後の実験では、皮膚を温めると人との対人距離が近くなること、人を信頼しやすくなることなどもわかっている。この実験では手の温度を操作したわけだが、手でなくてはいけないわけではなく、どの身体部位であっても同じ結果になるという。つまりは、全身のどの部位でも皮膚を温めると人に温かくなることがわかる。

なぜこのようなことが起こるのだろうか。

その理由は、大脳の「島皮質《とう》」（大脳半球の外側溝《がいそくこう》の底《てい》にある大脳皮質の一部）という部分が、身体的な温かさと心の温かさの両方に関与していることにある。つまり、身体的な温かさを感じると「島皮質」が興奮する。この部位は心理的な温かさに興奮する部位でもあるため、他者に対しても温かい気持ちが高まるということになる。

ただし、次のような疑問が生じるだろう。「手が冷たい人は心が温かい」とい

## 皮膚を温めるとなぜ心が温かくなるのか

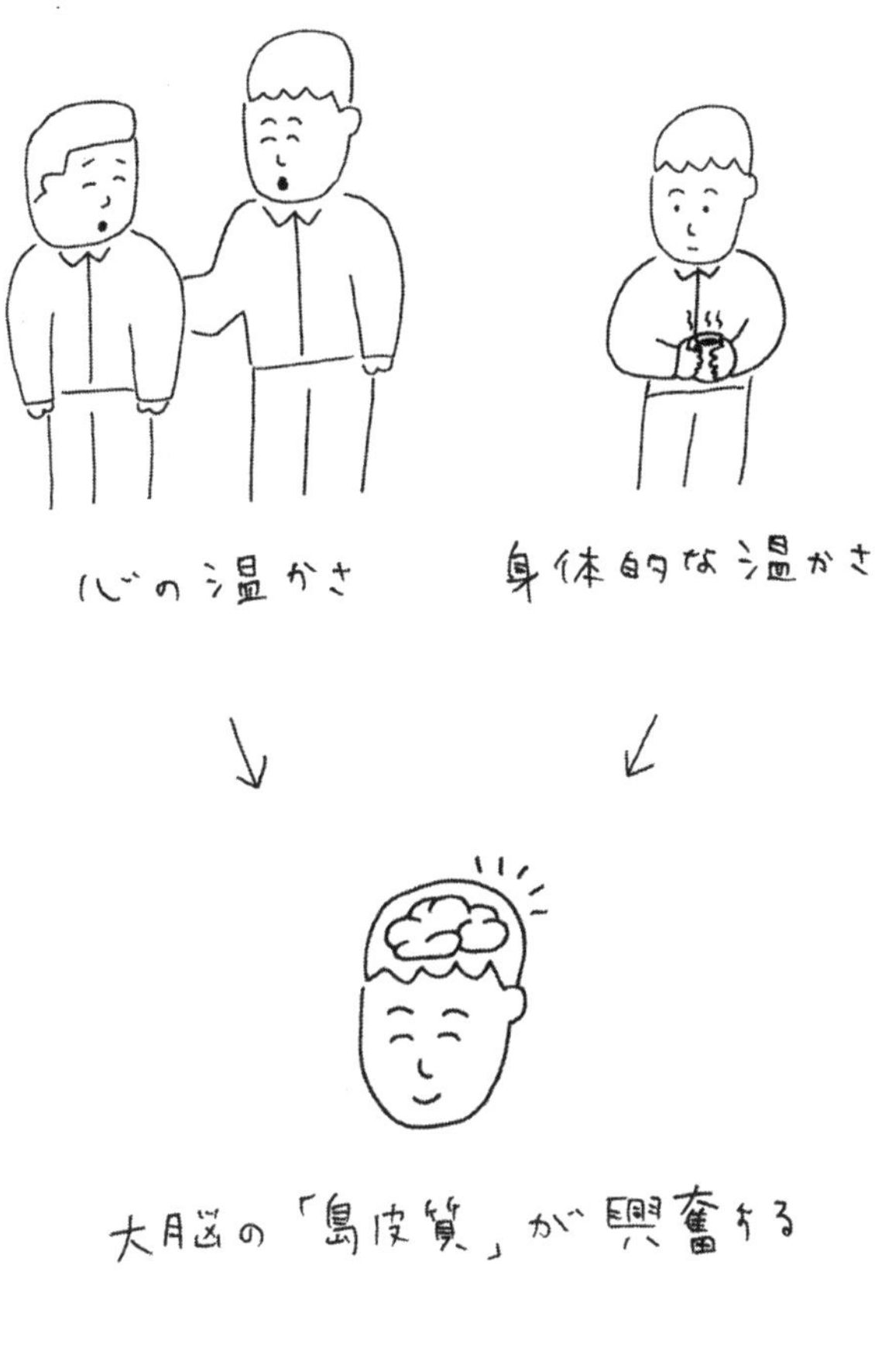

うのはウソなのか、と。この実験では詳しくは検討されていないが、ポイントは手の温度にあるのではなく、温度の変化にあるという。つまり、「手が温かくなる」ことで、心理的な優しさが生まれる、ということであり、もともとの手の温度はあまり関係ないらしい。

つまり、皮膚の温度の変化が起きると、それは自分でも気づかないうちに心に影響を与えているのである。

## 肌触りが心の状態をつくる

もう一つ、知らないうちに触れたものの触覚が心に影響を与えている事実を示した実験を紹介しよう。

米国の心理学者、ジョシュア・アカーマンたちは、街を歩く64人の通行人それぞれに対して、最初に5ピースのパズルをやってもらった。半数の者はすべて滑らかなピースだったが、残り半数の者はすべて粗いサンドペーパーで覆ったピースだった。その後彼らには、2人の人物のある曖昧な会話の一節を読んでもらい、その相互作用の印象について評価してもらった。その結果、「滑らかな」ピース

## 触れるもので心が変わる

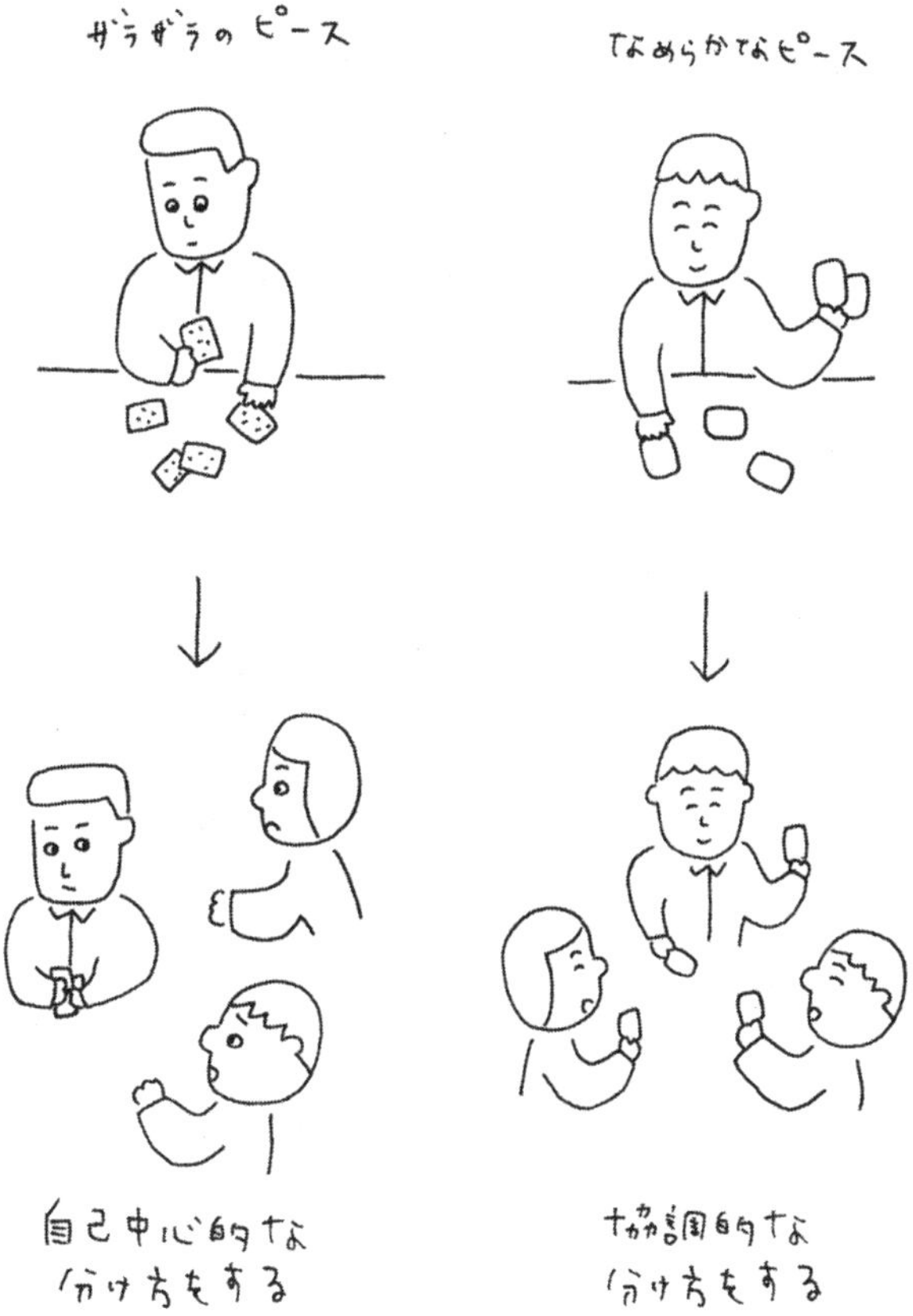

を触った者は、より「調和した」心地よい相互作用であると評定した。さらに、もらった宝くじを相手と分け合うゲームに参加してもらったところ、「滑らかな」ピースを触った者の7割は相手と協調的に分けたのに対して、「粗い」ピースを触った者は75%の者が自己中心的な分け方をしていた。

同様の方法で、「硬さ」と「柔らかさ」について検討したところ、柔らかい布に触った者は、人への印象をより柔らかく優しい性格だと答えた。

さらに柔らかいソファあるいは堅い椅子に座らせるといった、「受け身的な接触」でも、同じ効果がみられた。

このように触覚は、その刺激とほとんど同じ状態を心に作り出していることがわかる。

## 現代によみがえる手当ての意義

### 心身の健康を取り戻すために

以上紹介した実験の参加者はいずれも、手を温められたり触覚の感覚を操作されたりしているが、どちらの参加者もそのことに気づいていない点がポイントである。実験の操作を参加者が気づいてしまうと、実験者の期待に沿うように無意識のうちに回答してしまうからだ。

いずれにしても本人も気づかない膨大な身体の情報は脳に届いて、私たちの心に大きな影響を与えている。感情はもとより、認知や理性的判断に至るまで、心と呼ばれる現象のほとんどは身体とは不可分であるといえる。

「手当て」は何より直接的に皮膚を刺激する技である。すると手の触覚や温度感覚の膨大な情報が脳に入り込み影響を与える。ここで述べてきたのは、人の印象判断や人間関係の距離感といった、いわば大脳への影響についてであった。しかしそれだけではない。生物としての人間にとってより本質的である、自己の存在感や生き生きとした心などの感情面や、身体の健康を左右する部位にも影響を与えているのである。その詳細は、3章でさらにみていきたい。

## 日本人は皮膚感覚に敏感な民族

「手当て」は何よりも日本人にとってよみがえらせる意味があると思う。その理由は2つある。第1は日本人は皮膚感覚にとても敏感な民族であるからだ。

たとえば日本人は世界的にも風呂好きの民族として知られる。特に冬の露天風呂は人気が高い。冷気にさらされて冷えた皮膚が温まるのが、何より気持ちいい。温泉に浸かると誰もが笑顔になり人に優しくなる。また温泉に行かなくても日本人はほぼ毎日のように自宅では温かい湯船に浸かり、体を温める習慣がある。生活様式の多くが洋風化された現在でも、風呂に毎日浸かる習慣はなお生きて続いている。このように日本人は毎日の生活で皮膚を温めることの快感を、生まれたときから知っているのだ。

それと同時に日本人は世界でもまれに、人に親切で温かい民族としても知られる。震災のときわれ先にと暴動が起こることもなく、限られた食べ物を分け合ってしのいだ美談は世界的にも称賛を浴びている。前述のウィリアムズらの実験結果から、日本人の風呂好きであることと人に温かい国民性とは関係があるのではないかと思っている。

また、日本人は世界的にも触覚に敏感な民族だと思う。日本語には「つるつる」「ねばねば」といった触覚に関するオノマトペ（擬態語）が世界でも珍しく豊富にある。さらに伝統的に日本人は和服の着心地である風合いを追求し、和食は味だけでなく快適な食感も重視されている。アカーマンらの実験でもいえるように、日本人の繊細で他者の心情を気遣う性格というのは、日々の生活の中での敏感な触覚が作り出したものなのかもしれない。

そして日本人に「手当て」を見直してほしいと考える第2の理由は、人と触れ合うことが苦手な点だ。挨拶にしても握手やハグをする習慣はなく、結婚すると夫婦でも互いにほとんど触らなくなる。日本人は皮膚感覚が敏感なのだから、「ふれあい」をもっと見直してみれば、その効果はとても大きなものになるに違いない。「絆」や「癒し」の大切さが見直されている現在の日本人にとって、「手当て」の技をよみがえらせることに大きな意味があると思う。

次章では、この手当ての技が現代に生きる私たちの心身の統合を促しもたらすメカニズムについて、最新の科学でわかっていることを一緒にたい。

# 3章　手をあてるとなぜ心身が癒えるのか

「手当て」の最大の効果は心身の癒しである。

世界の四大文明ではいずれも、人々は長い年月をかけて手当ての技に磨きをかけ、それを医療に用いてきた。しかしそれによって癒されるメカニズムは、現代になって、しかも21世紀に入ってからようやくわかってきたばかりだ。ここでは手当ての効果として心身の癒しに焦点を当てて、人々はなぜ手当てによって癒されるのかみていきたい。

現代の科学でわかったそのメカニズムについて紹介しよう。

## 「手当て」のメカニズム

私たちは、ベルベットやシルク素材などに触れると、うっとりしたり、恍惚《こうこつ》とした気持ちになったりする。それは肌触りが快適な気分にさせるからである。研究によると、このような気持ち良さを決めるのは、触れるものの「柔らかさ」と「滑らかさ」という2つの物理的な性質であることがわかっている。「ざらざら」「べとべと」するものは、皮膚を損傷させる危険があるため、長い進化の中で嫌われる感覚となったようだ。

人に触れるときも同じである。赤ちゃんのすべすべとしたやわ肌に触れると、気持ち良く感じるだろう。

ただし、やみくもに触れても気持ち良さは感じない。気持ち良さを感じる触れ方の法則がある。

気持ち良く感じるかどうかは、素材の物理的な性質だけで決まるのではない。触れるスピードが大切であることはほとんど知られていないが、実はそれが本質的な役割を担っている。

英国の神経心理学者、グレグ・エシックたちは、3種類の材質（メッシュ、綿、ベルベット）を機械に装着し、対象者の顔と前腕に3つの異なる速さ（1秒に50㎝、1秒に5㎝、1秒に0.5㎝）で撫でたときに、どの程度「気持ちいい」と感じるか評価してもらった。実験の結果わかったことは2つある。第1は、全体として顔と前腕を比べてみると、顔の方が気持ち良く感じるということだ。

1秒に5㎝ほどの速度で撫でたときに、最も気持ち良く感じるということ

そして続く研究によって、1秒に5㎝の速度で触れるときに最も反応す

線維が発見された。それは「C触覚線維」と名づけられている。

通常、物に触れたときの「つるつる」「ざらざら」といった表面の物理的な性質を識別する触覚情報は、Aベータ線維という太い神経線維を伝って脳へと届く。触れるスピードが速いほど神経は興奮し、そのスピードが速いことを脳に知らせている。脳では大脳の体性感覚野でその物理的な特徴が細かく解析される。

それに対してC触覚線維は1秒に5㎝前後（10㎝以下）の速度で触れたときに最も興奮し、それ以上でも以下でも興奮しなくなる。そして細い神経線維を伝って脳へとゆっくりした速度で届き、呼吸や血圧など生きるのに必要な部分を司る脳幹や、感情に関わる扁桃体、自律神経（交感神経と副交感神経）やホルモンの調節を司る視床下部《ししょうかぶ》、情動や身体表象（空間内で自分の体がどのように位置しているかの知覚）を感じ「自己」の意識とも深く関わっている島皮質、意思決定や感覚の統合をする役割をしている眼窩《がんか》前頭皮質など広い範囲に届く。

こうした脳部位を刺激することで、体全体のホメオスタシス（体温や免疫力、血糖などすべてを一定の範囲内に保つ機能）や、アロスタシス（ストレスを受けたときに生じる体の変化を元に戻す機能）を一定に保つはたらきをしている。

このC触覚線維こそ、マッサージによる心身の癒し効果をもたらす最大のメカニズムだといえる。

著者は人に触れる場合に、その速度を変えて効果を確かめてみた。

大学生の友人同士にペアを組んでもらい、一方が他方の背中を1秒に1㎝、5㎝、20㎝の3種類の速度でそれぞれ触れたとき、相手の気分の変化と自律神経の活動について測ってみた。すると、エシックの結果と同様に、1秒に5㎝の速度で触れられた場合に最も気持ち良く感じると同時に、最も副交感神経の機能が高まりリラックス効果があることが確かめられた。

このことから、1秒に5㎝ほどのゆっくりしたマッサージによって、最もリラックス効果が得られることがわかる。

逆に1秒に20㎝の速度で触れた場合は交感神経が優位になり、覚醒度が高まることもわかった。触れる速度によって効果がまったく異なるのだ。

## 哺乳類が記憶する母親から〝舐められた〟感覚

この速さとは何を意味しているのだろうか。

人間を除く哺乳類の母親が出産したとき、最初に赤ん坊にしてやることは例外なく「舐める」ことだ。「舐める」ことによって赤ん坊の呼吸は安定し、内臓ははたらき始める。そのときの速さが、まさに1秒に10㎝以内のゆっくりとした速さなのである。だからほとんどの哺乳類は、このようなゆっくりした柔らかい刺激を特異的に感知できるC触覚線維を備えるようになり、人間にも当然残っている。そして、ゆっくりと撫でられることで心を落ち着かせる。またこのC触覚線維は、手の平にはなく、皮膚の有毛部にだけ存在することもわかっており、特に顔と前腕に多い。だからマッサージは手の平よりも顔や腕にするのが効果的だ。イヌやネコなどの動物が、穏やかにくつろいでいるとき、自分の前肢を舌で舐めていることがあるが、それはリラックスして気持ち良いだけでなく、ストレスを癒してホメオスタシスを回復させるためのセルフマッサージをしているのである。

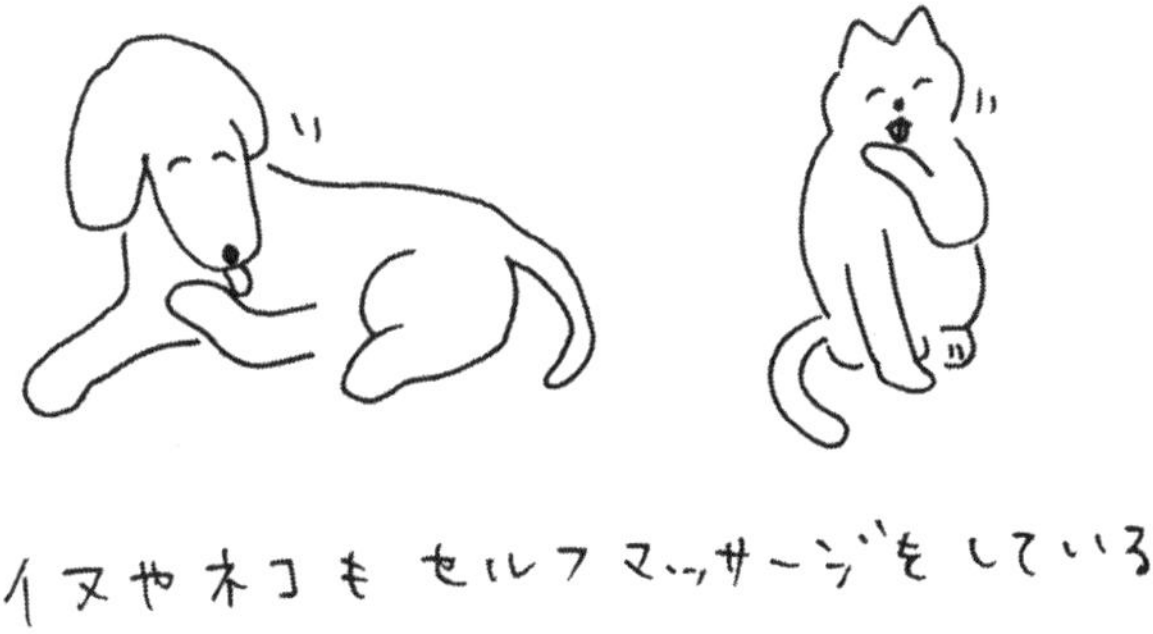


そして、脳に届くと自律神経システムと協働して身体の状態を一定に保つ重要な役割を果たす。だから、マッサージのように人に直接的に触れられると、その刺激が脳に届いて、自律神経やホルモンのバランスを回復させる力、すなわち自然治癒力を高める効果があるわけだ。

さらにこのとき身体表象（自分の体の各部分がどこにあるかを思い描くもの）をよみがえらせる「島（皮質）」が活性化されるため、自分の身体感覚が覚醒され、身体の感覚に根づいた自己の感覚（身体的自己）を回復させることができる。

身体感覚に基づく自己とはどのような

ものだろうか。たとえば、毎日のストレスが過度にのしかかった状態や、毎日パソコン相手の仕事で知的な頭脳だけを酷使している状態では、頭と心が乖離してしまう。そのような場合、自分の身体を自己のものとして感じにくくなっている。身体は麻酔をかけられて、心だけが空中にふわふわと浮遊して「浮足立つ」感じがするとか、「心もとない」、「心ここにあらず」といったことになる。このとき、身体の感覚を自己の感覚として統合することができれば、自己をしっかりと空間の中に根ざした存在として感じられ、自らの足で立って支えている体重の重さ、体温の温かさ、心臓の拍動などを感じ、そこから生きている、存在している実感を体感することができる。

たとえばスウェーデンのタクティールケアというマッサージ技法がある。これは認知症の高齢者の周辺症状（徘徊や興奮など）を抑えるのに有効なマッサージとして注目されている。タクティールケアでは、手と背中を非常にゆっくりとした速度でマッサージしていく。するとケアを受けた患者は、落ち着きを取り戻し、背中をマッサージされていると「自分の背中がどこまでなのか」という感覚を取り戻すことができるという。患者は自分の身体なのに感じられなくなっているのである。

同じように現代に生きる私たちも、多かれ少なかれ身体の感覚に希薄になっている。ポジティブな身体の感覚を取り戻すことが、「自己の存在感」という心の根源的な部分を確固たるものにしてくれる。

## セルフタッチとセルフマッサージ

### 不安や緊張をやわらげるセルフタッチ

人は日常生活で自分でもほとんど気づかないうちに、自分の髪を触ったり、頬を撫でたり、自分の手を揉《も》んだりしている。

心理学の実験では、「これから大勢の人の前でスピーチをしてもらう」と予告して、待合室で待っているときの動作を観察してみると、確かにくつろいでいるときよりも自分自身の顔や髪、脚などに触れる頻度が高くなる。

特に心理的な苦痛や不安、困惑を感じる場面でこのようなセルフタッチが増える。このようにセルフタッチはストレスが高まったサインでもあるので、これが増えたら要注意だ。

ではこの行為にはどんな意味があるのだろうか。人がセルフタッチをする理由として2つの説がある。

1つは代償説である。多くの人は幼少期に、不安や緊張が高まったときには、母親に抱きしめてもらったり撫でてもらうことで安心することを繰り返し経験してきた。しかし大人になってからは、そのようなことがあっても、母親に撫でてもらいたい願いはかなわない。そこでその代償として自分自身に触れて安心させようとするわけだ。

この説の真偽は定かではないが、人は自分の身体に心地よい触覚の刺激を与えると不安や緊張が弱くなるようである。典型的なのが、漫画「スヌーピー（ピーナッツ）」に登場するライナスという坊やである。ライナスは柔らかい毛布をいつも手離せずにいて嘲笑《ちょうしょう》の的にされる。乳幼児期にはこのようなもの（移行対象という）をもつ子が多い。皮膚への柔らかい刺激が心を落ち着かせることは、動物実験からも明らかである。大人では常にタオルや毛布に触れているわけにもいかないから、その代わりとして自分の手で自分自身に触れて安心しようとするのかもしれない。

第2は、ボディバウンダリー（身体境界）説である。人前で大勢の人の視線にさらされているようなとき、人の視線が突き刺さり痛いように感じることはないだろうか。このようなとき、自分の皮膚は薄く脆《もろ》くなり、他人の視線が体内に侵入してくるかのように感じるだろう（次ページ図上）。それは注意を自分の外の状況に集中させたり、動揺して注意が定まらなくなるからだ。このように人は不安や緊張が高まると自分の身体の感覚が薄まり、その結果その場にいる人や物が皮膚を通って体内に侵入してくるような感覚に襲われる。そこで、そのような状況への対処手段として、自身の身体に手を当て、撫でさすることで皮膚という正常な境界感覚を呼び覚まして、自己の感覚を取り戻すというわけだ。

逆に虐待を受けた子どもや親密な関係を避ける傾向にある人は、皮膚の境界を鎧《よろい》を着て固めて心を守ろうとしていることが多い（次ページ図下）。自分の殻に閉じこもってしまうのだ。このような人は、無意識のうちに自分の鎧のような皮膚

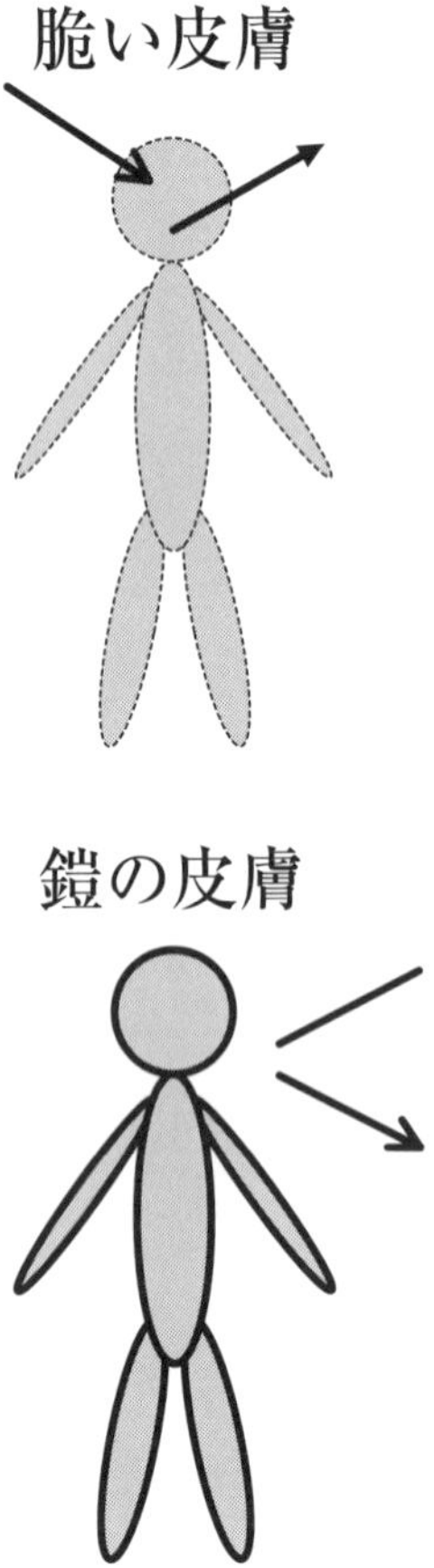


を攻撃して、壊そうとすることがある。たとえば自閉スペクトラム障害（自閉症）の人が自傷行為をすることが多いことはよく知られているし、リストカットのように攻撃の矛先が他者まで届かずに自分に向かう場合である。

さらに心理的な皮膚はもう1つの見方もできる。一人の人間を環境から区別している境界面は、物理的には皮膚であるが、心理的には必ずしもそうではない。自信がなかったり恥ずかしかったりすると、自己の境界は皮膚の内側へと縮小し

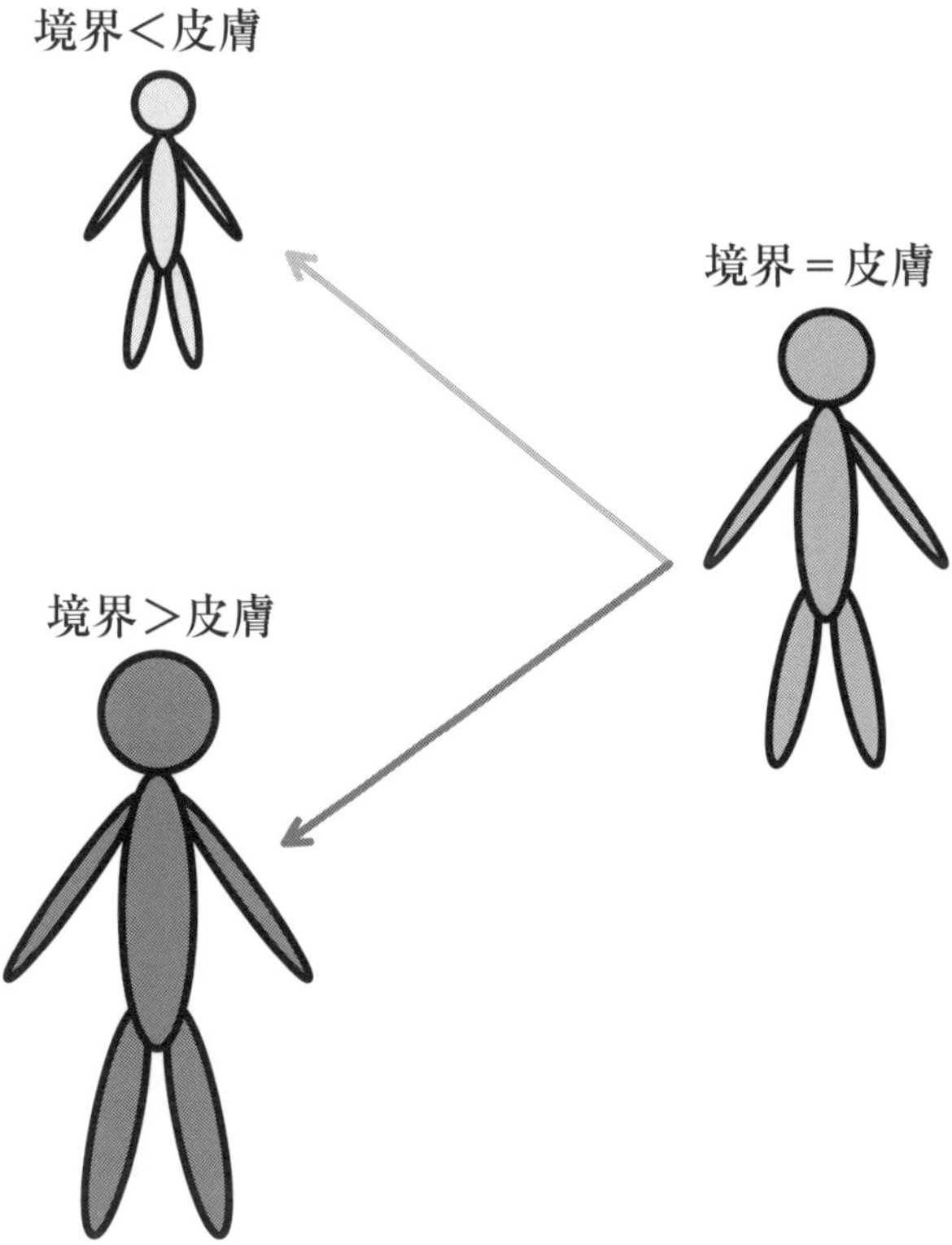
境界＜皮膚
境界＝皮膚
境界＞皮膚

入り込んでいく（前ページ図上）。逆にお酒に酔ったり、自己愛が強すぎたり、躁《そう》状態のとき、「自己」の感覚は皮膚の外側へと大きく膨張していく（前ページ図下）。

そのようなとき、皮膚を撫でたり叩いたりして刺激して皮膚感覚が覚醒すると、実際の境界が意識されて自己の境界は皮膚へと戻ってくる。不安や緊張が高まったときに自分に触れるのは、皮膚の内側へと縮小してしまった自己の境界を、皮膚にまで拡大させるための手段であるとも考えられる。

## 覚醒とリラックス両面に効果的なセルフマッサージ

次に、セルフマッサージの効果について考えてみたい。

自分の身体を自分の手で撫でさする場合、他者からマッサージされるときと同じような効果が期待できる。しかし、セルフマッサージによる皮膚の感覚は、他者にしてもらうよりも感覚が抑制されてしまう性質をもっている。

米国の神経学者、スティーブ・ゲストらによると、参加者の前腕部を他者が触れるときと自分で触れるときを比べ、各々で感じる快適さを評定してもらった。すると、自分で触れるよりも他者に触れられる方がより気持ち良く感じることがわかった。」

しかしおもしろいことに、オイルをつけるとその傾向が逆転することもわかっている。つまり、オイルをつけた場合、他者に触れられるよりも自分で触れる方が気持ち良く感じるのだ。その理由は現段階ではまだ明らかではないが、次のように考えられている。

日常生活で他者に触れられるというのは、触れられた感覚よりも相手の表情をみたり、相手に何かリアクションしようという心のはたらきが起こる。そのため、実験でも自分で触れる感覚に注意が向かなかったのかもしれない。それに対してオイルをつけてセルフマッサージをすると、その感覚が普段と異なることから、脳はそこに注意を向けるようになり、快の程度が大きくなったのではないか、と考えられている。

オイルやクリームをつけるときは、自分でマッサージする方が気持ち良いのである。

この点について、興味深い研究がある。著者は大学生に顔や手、脚にセルフマッサージをしてもらったところ、覚醒水準が上がることがわかった。つまり、交感神経が優位になって頭が冴《さ》えてくるのである。それに対してオイルをつけたセルフマッサージは、逆に覚醒水準を下げてリラックスさせる方向にはたらいたのだ。

また、杏林大学の古賀良彦の実験では、参加者に自分でハンドマッサージをしながら計算課題をさせて、そのときの脳の活動について測定した。するとハンドクリームを塗った方が、側頭部の活動が低下するものの、成績には影響がないことがわかった。これはつまり、計算をするときに使う一時的な記憶（ワーキングメモリ）をあまり使わないことを示している。同じ課題をやるにしてもクリームをつけてハンドマッサージをすると、ストレスをためずにできるのである。

セルフマッサージは、オイルやクリームの有無によって、結果が逆転してしまうという不思議な性質をもっているようだ。

セルフマッサージも、状況に応じて使い分けるとよい。ストレスを癒してリラ

## セルフマッサージはスピードによって効果が変わる

〔ストレスを癒してリラックスしたいとき〕

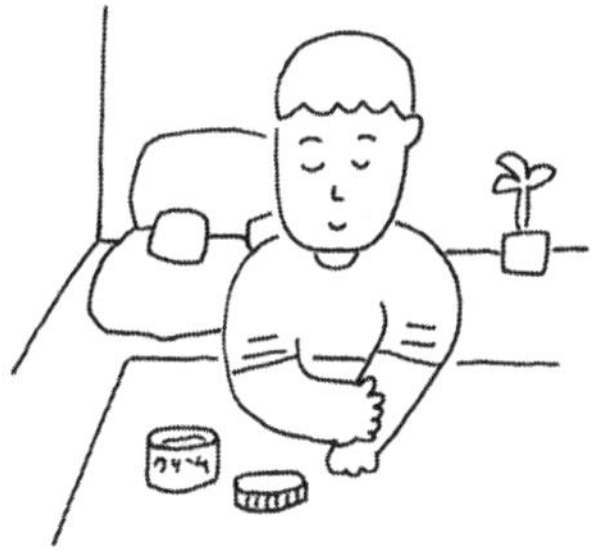


クリームなどをつけてゆっくりと

〔覚醒したいとき〕

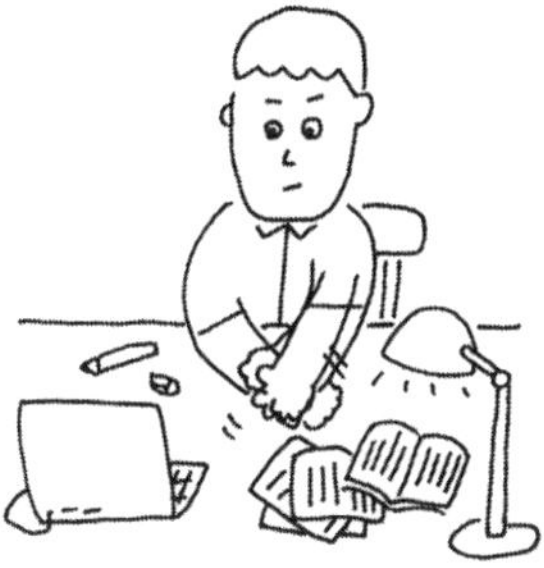

何もつけずに速く

ックスしたいときは、クリームやオイルをつけてゆっくりとしたスピードでマッサージすると、副交感神経が優位になって癒し効果がある。それに対して、仕事などで疲れてはいるけれど、もっとがんばって続けなければならないようなときには、クリームなどを塗らずに、速いスピードでマッサージすると、交感神経が優位になって覚醒効果が生まれ、頭が冴えてくる。

## 痛みを癒す

痛みは、現代に生きる私たちにとって切実な問題である。病気や怪我による痛みはもちろんのこと、健康な人でも肩こりや腰痛、頭痛といった痛みに悩まされることは少なくないだろう。まして女性であれば月経痛も悩みの種であろう。

マッサージで痛みを癒す行為は、古来あらゆる文化で行われてきた。そのメカニズムを紹介する。

## マッサージの根拠、ゲートコントロール説

マッサージによって痛みが改善されるメカニズムは、かなりわかってきている。それは、「ゲートコントロール説」といわれるものだ。ゲートコントロール説は、1965年に提唱された痛みの医学を飛躍的に前進させた学説である。簡単に言うと、「痛みの伝達路である脊髄《せきずい》には、痛みをコントロールするゲートがあり、門番役の神経細胞がゲートを開いたり閉じたりして調整している」というものである。痛みの信号はゲートを通過して脳に伝わるが、ゲートには痛みの信号以外のいろんな信号が入ってくる。

たとえば、足を打撲したとしよう。このとき伝達速度の速い秒速約20mの太いAデルタ線維が鋭い痛みを脳に伝える。同時に秒速約1mの細いC線維がズーンとした鈍い痛みの信号を伝える。このとき、人はとっさに打撲したところを手で撫でたり、さすったり、押さえたりするだろう。このような行為によって、触覚や圧覚などを伝える太いAベータ線維が、痛み信号が脳に入るゲートを閉じる役割を果たし、鋭い痛みを脳に伝えるのを防いでくれるのである。

さらに人は痛みを感じると、不安や恐怖も感じるものだが、そのような強い情

動も痛みを強めるはたらきをしている。このとき触れることによって安心することも、ゲートが閉じるはたらきをしている。このように痛みは単なる生理的なメカニズムによってのみ生じる感覚なのではなく、心理的要素にも大きな影響を受けている複雑な現象である。

鎮痛剤などの薬も理学療法もない時代、痛みを軽くするために手当ては最も効果のある方法だったといえる。

この理論の応用として、私の研究室の能條麻美は次のような実験を行った。

まず日常でよく触れる9種類の布を用意し、各々の参加者には最も心地よいものと不快なものをそれぞれ1つ選択させた。その後参加者には利き手を冷水に30秒間浸して痛みを与えたのだが、このとき利き手とは逆の手で、先に選択した布を撫でてもらい、感じた痛みの程度を測るというものだ。すると、心地よい布に触れたときには痛みは顕著に低くなったが、不快な布に触れたときは何にも触れないときと同程度の痛みを感じたのだ。痛みがあるときには、それと同時に快適な触覚の刺激を与えること、しかもそれは痛みのある部位とは異なる部分を刺激しても、痛みの感覚は低下することがわかる。この結果から、手術着やベッドカバー、あるいは予防注射を受ける子どもの椅子のクッションなどを、快適な素材のものにすることで痛みの苦痛を軽くすることができるのである。

## 鎮痛のメカニズム

ゲートコントロール説は、痛みが触覚の刺激によって抑制されることを説明した学説であるのに対して、按摩《あんま》、指圧、鍼《はり》、灸《きゅう》といった局所的に強い刺激を与えたときの鎮痛効果は別のメカニズムである。

たとえば指先を切ってしまったとしよう。このとき傷口では痛みを強めるさまざまな発痛物質が作られる。それが神経線維を伝って脳に届いて痛みを感じる。すると脳からは自律神経の交感神経を伝って傷口の血管を収縮させる。しかし、それは確かに出血を止める作用があるが、同時に傷口の血液循環を悪くしてしまうため、発痛物質が蓄積され痛みをよけいに増大させてしまうことになる。すると、痛みの原因がなくなってもそこが痛み続けるという悪循環のサイクルにおちいってしまう。

按摩や指圧、鍼といった刺激は、局所の血流を回復し、その部分の発痛物質の濃度を低下させてくれる。それによってこの痛みの悪循環のサイクルは断たれ、痛みは軽快する。指圧を受けたり鍼を刺したとき、その周囲は赤く腫《は》れるが、それは痛みを治すためには必要な反応なのである。

また温熱療法やストレッチにも、組織の血流を回復し痛みの悪循環を断ちきる効果がある。

## セルフタッチで痛みが緩和

人はお腹が痛いと手で押さえたり、熱いものに触れてやけどした手をもう一方の手で押さえると、痛みがやわらぐ。これは「手当て」の原型である、無意識のうちに行っているセルフメディケーションである。そしてその行為は他人に触ってもらうよりも効果があることもわかってきた。

英ロンドン大学認知神経科学研究所のマジョレン・カマーズらは、実際に被験者を傷つけることがないよう、人差し指と薬指を温水に入れ、中指を冷水に入れると、中指をやけどしたように感じるという錯覚を利用して、被験者に中指が非常に熱いものに触れたと思わせた。その後、一部の被験者にはその手をもう一方の手に触れさせ、その他の被験者には他人の手に触れさせた。その結果、3本の指を自分の反対の手の各々同じ指に触れた被験者は、他人の手に触れさせるよりも、感じる痛みが64％も少ないことが判明した。

なぜこのようなことが起こるのだろうか。セルフタッチは前述の脳にある身体表象を修正するはたらきがあるという。つまりセルフタッチによって、左右の手の身体表象が融合し、熱による痛みの緩和をもたらしたと考えられている。

ただしこの考え自体は特に新しいものではない。腕や脚を切断した人が、ないはずの四肢に痛みを感じることがある。これを幻肢痛というが、その治療を応用したものである。幻肢痛は実際の身体と脳の思い描く身体が一致しないことで起こるものであり、身体表象が適切に修正されれば軽減することが多い。医療現場ではすでに、幻肢痛のある断肢患者の脳を再プログラムする「ミラー療法（mirror therapy）」と呼ばれる方法が用いられている。

「痛みは単に身体からの信号が脳に届くものではなく、脳が現在の体の状態をどのように描いているかによって、脳内で調節されるものである」とカマーズは述べている。

セルフタッチがどのように脳内の身体表象を変えるのか、現段階ではまだわからないが、セルフタッチの感覚は他者によって触れられた感覚とはいくつかの点で異なっているため、痛みの緩和にも異なるメカニズムがはたらいている可能性が高く、その場合の触れ方などをさらに解明すれば、その簡便さゆえにメリットは非常に大きいだろう。

## 心のマッサージ

私たちの心をボールにたとえると、ゴム毬《まり》のように弾力性があり、適度に硬い状態が理想的だ。不安や緊張でパンパンに張っていると脆くなって傷つきやすく壊れやすくなる。逆に抑うつや悲しみの状態は、空気が抜けたボールのようだ。「心のボール」は手で優しく撫でさすったりして慈しんでやるとちょうどよい硬さを取り戻すことができる。

## 背中や手を撫でるだけで不安や抑うつが低下する

20世紀初頭、米国の生理学者ジェームズ・リンチは、心臓病の患者の腕に触れて脈をとると、患者の心拍数は即座に下がり、そのリズムも安定することを発見した。その効果は、外傷を負った患者の手を看護師が握るだけでも現れた。手術前の不安が高まっている患者に、医師や看護師が触れることで、どれだけ不安な気持ちがやわらぐか、想像に難くない。

マッサージの心理的な効果を最初に検討したのは米マイアミ大学のティファニー・フィールドである。彼女は抑うつのために入院している52人の子どもたちに、5日間、1日30分のマッサージを続けた。抑うつのために入院している子どもたちは、ストレスホルモンのコルチゾールのレベルが高い。しかしマッサージを受けた子どもたちは、同じ期間リラックスビデオをみせた子どもたちに比べて、抑うつや不安が低下し、コルチゾールのレベルも低下していた。また夜間の睡眠時間も増えることがわかった。

著者が大学生を対象に行った研究でも、同じ結果が出ている。友人同士2人ペアで相手の背中や手を撫でるだけで、不安や抑うつが低下するのだ。同時に、呼吸もゆっくりと安定し、心拍数も低下して、血圧も下がるといった効果もあった。不安や抑うつの改善は、手当てが最も得意とする領域だといえる。

## ゆっくりとしたマッサージは悲しみを癒す

子どもを亡くした母親のトラウマと悲嘆は、言葉で言い表すことができないほど深く長い。そしてそのような母親にその悲嘆を語ってもらうことは、悲しみを再体験させてしまい、心の傷を深くしてしまうこともある。そのことが功を奏する場合もあるが、時期によっては危険でもある。そのようなとき、「手当て」であれば比較的安全に行うことができる。

米国の心理学者、ダイアナ・ケンプソンは、過去5年間に子どもを亡くした母親を対象に、触れることの効果を検証する実験を行った。「トレガーアプローチ」といわれる、軽く優しく撫でるマッサージを、1時間のセッションを2週間に6〜8回行った。その結果、母親の絶望感が軽減され、離人症（極度の疲労などに伴う外界や自分の身体・言動に対する現実感の喪失）が軽減され、身体的愁訴（身体的な原因が見出されない身体的症状）も軽くなった。

またスウェーデンのクロンファー・ベリットらの研究では、最愛の人をガンで亡くした18人に協力してもらい、手や足のマッサージを週に1回、8週にわたって行った。その結果ほぼ全員が、マッサージはストレスを軽減し、生きていくエネルギーを与えてくれたと感じていた。

悲しみに打ちひしがれている人は、人にその苦悩をなかなか打ち明けられないことが多い。辛いことを思い出すことで、傷口に塩を塗り込んでしまうため、その現実から目をそらしていることもある。

トレガーアプローチのようなゆっくりとしたマッサージは、副交感神経を優位にするために、心身のリラックス効果があり、さらに人との社会的行動が促され、支えてくれる人との結びつきを感じさせてくれる。そのため抱えている苦悩が軽減され、身体的な愁訴も軽くなるのだろう。

そして、もう1つは自分をこの世に存在させている身体の感覚が覚
とから、現実感がよみがえり、離人症の症状も軽減されたのだろう。
てくれる人がいる、ということを身体の感覚レベルで理解できるため、

に染みて効いてくるような効果をもたらすのであろう。

## ＰＴＳＤへの効果

ＰＴＳＤ（post traumatic stress disorder）は、心的外傷後ストレス障害であり、震災などで普段経験することのない深刻な心の傷を負ったときに起こりやすい。主に過覚醒（リラックスしたり安眠することができない）、侵入思考（恐怖の場面が繰り返し思い出される）、落ち着きのなさなどの症状がある。

特に子どもはストレスを大人のように言語化することが難しいため、さまざまな身体症状としても現れる。たとえば下痢や食欲不振、その他には不安、チック、退行（夜尿の再発、指しゃぶり）などである。

「手当て」は、災害被災地のような過酷な状況では特に意味があるやり方だと思う。なぜなら、医者が不足し医療も十分に受けられない中で、どこでも誰にでも簡単にでき、費用もかからないケアだからである。

具体的な効果を紹介しよう。

災害などで被災してPTSDになった子どもは、その親自身もまたPTSDであることが多いため、子どもにあまり触れようとしない傾向がある。そのためそのような子どもたちは身体接触を欲しており、ずっと親にくっついていることが多いという。

先のティファニー・フィールドらのグループは、ハリケーンに被災した子どもたちを対象に、マッサージの効果を検討した。1ヵ月の間に8回のマッサージを施したところ、受けなかったグループよりも、不安や抑うつが低くなり、PTSDの症状は改善し、幸福感を感じ、ストレスホルモンであるコルチゾールのレベルも低くなった。この実験では、母親ではなく研究所の職員がマッサージをしたのだが、それでもこのような効果があった。信頼できる大人が繰り返しマッサージをしてあげることで効果が発揮されることがわかる。

## 心と体を統合させる手当ての技

ここまで心と体の問題についてそれぞれ別個に論じてきた。しかし一見バラバラにみえるそれらの効果は、神経の進化の点から考えると統一的に理解することができる。それは心のはたらきが神経のはたらきの影響を大きく受けているからである。

身体の歴史は生命の歴史とともに始まり、約35億年以上の長さがある。神経系があれば下等動物であろうと「心」はあるようである。たとえば『ダンゴムシに心はあるのか』（PHPサイエンス・ワールド新書）の中で著者の森山徹は、さまざまな実験を通じてダンゴムシにも心があると断言している。

人間の意思とは無関係にはたらいている自律神経には、交感神経と副交感神経の2つがある。交感神経はたとえば敵に出会って「闘争するか逃走するか」を決めるようなときに活性化し、心臓のポンプは筋肉に血液を大量に送り込み、瞳孔は見開いて最大限の情報を得ようとする。このとき、他の個体との関係を築いたり内臓を動かして食べ物を消化するようなはたらきは抑えられる。それに対して副交感神経は心臓をゆっくりと遅くし、身体の末端まで血液を届けたり、食べ物を消化させたり配偶行動を促したりする。

これら2つのバランスがとれた状態が理想的であるとされる。

このバランス理論は現在では通説になっているが、自律神経のはたらきについて別の見方をしている研究者もいる。

イリノイ大学のスティーブン・ポルゲスは、自律神経のはたらきは自分の身体の調節のためというよりむしろ、敵から防衛したり社会的な絆を築くといった他個体との関係性に適応するために進化したのだと主張する。これをポリヴェーガル理論（多重迷走神経説）という。彼は動物にとっての社会的な関係を、副交感神経的なはたらきをする2種類の迷走神経と、交感神経による3段階の理論によって説明する。迷走神経は構造的な分類であり、脳幹と接続し主に胸腹部の内臓を支配する副交感性の神経をさす。

進化の段階ごとに簡単に説明しよう。第1段階は進化的に最も古い神経系であり、迷走神経（背側複合体）に制御された極度に副交感神経的な状態である。逃走できない危機的な状況におちいると、動物は心臓、呼吸、筋肉などすべての身体のはたらきを低下させ、身体は「不動」の状態となる。ヘビに睨《にら》まれたカエルは仰向けにひっくり返って動かなくなる。人間でもあまりのショックに足がすくんで身動きがとれなくなる。心のはたらきとしては感情が麻痺してしまったり、頭が真っ白になって何も考えられなくなったり、身体活動が減退した状態であり、活動性がなくなる。この状態が続くと抑うつや悲嘆、無気力になり副交感神経優位の疲れを感じるようになる。すなわち少し動くだけでも疲れる、やる気が起こらない、小さなことが気になる、落ち込みやすい、朝起きるのがおっくうになる、といった問題を抱えることが多い。

次の第2段階は、交感神経の優位な過覚醒の状態である。これは「闘争か逃走か」反応ともいわれ、心拍や呼吸が増加し、筋肉は硬くなる。「窮鼠《きゅうそ》、猫を噛む」というように敵に挑んで逆に攻撃を仕掛けたり、全力で逃げ延びようとするはたらきである。この状態では身体は戦闘状態にあるため、それが続くと疲弊してしまう。心理的には不安が高い、いつも体が疲れている、イライラする、興奮して夜眠れない、血圧が高い、血糖値が高いといった状態で交感神経が優位な疲れを感じることになる。

次の第3段階は理想的な状態で、迷走神経（腹側複合体）に支配され副交感神

## 「手当て」が心と体を最適な状態へ戻す

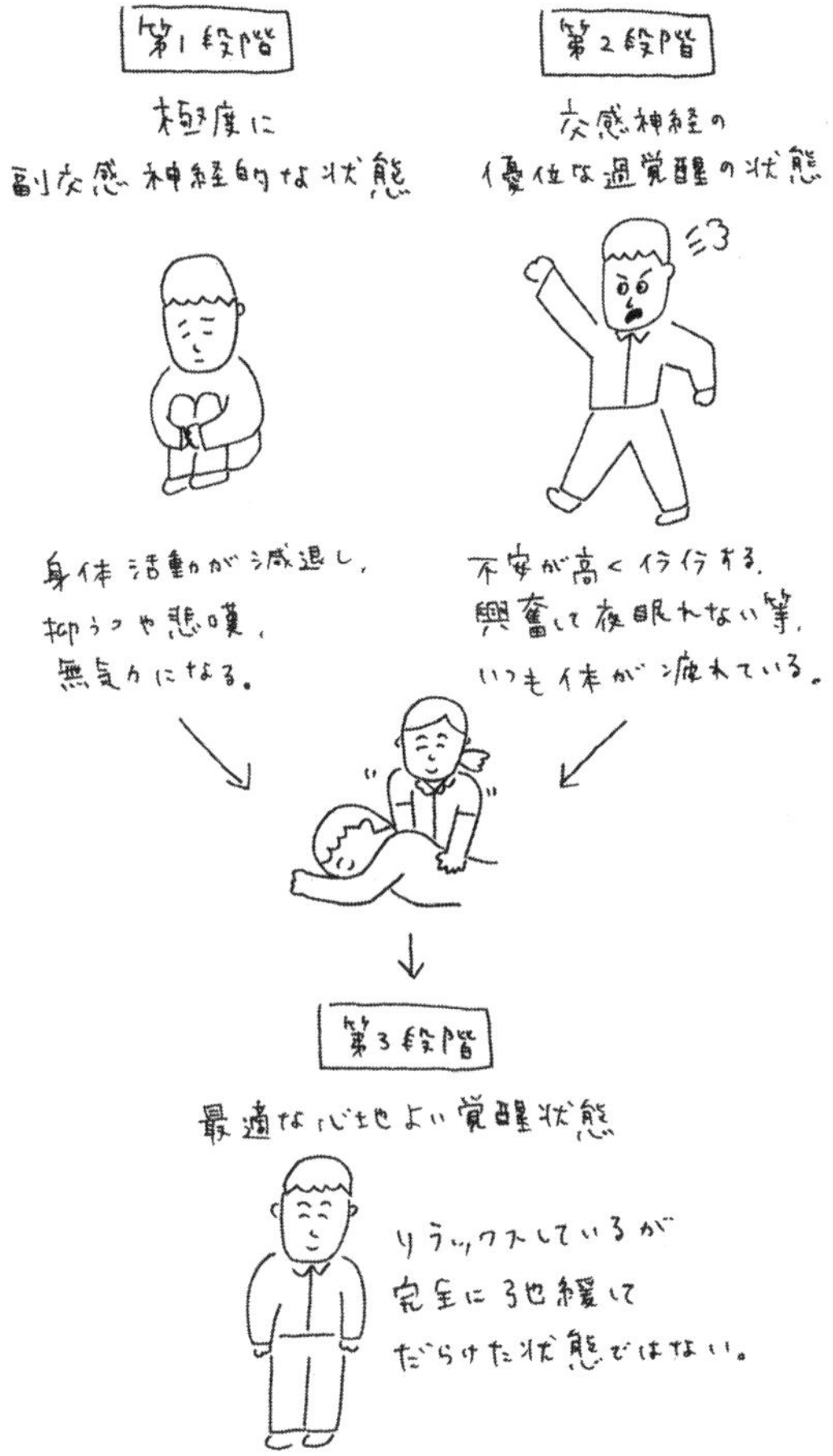
第1段階
極度に
副交感神経的な状態
第2段階
交感神経の
優位な過覚醒の状態
身体活動が減退し、
抑うつや悲嘆、
無気力になる。
不安が高くイライラする、
興奮して夜眠れない等、
いつも体が疲れている。
第3段階
最適な心地よい覚醒状態
リラックスしているが
完全に弛緩して
だらけた状態ではない。

経優位な状態であるが、交感神経も適度に覚醒したバランスが取れた状態である。進化的には最も新しく備わった機能である。たとえばリラックスしているが完全に弛緩してだらけた状態ではない。「最適な心地よい覚醒状態」である。

「手当て」は第1段階にある副交感神経が過度に高まった人には、後述するオキシトシンによって低覚醒のブロックを解いて、第3段階の最適な状態へと誘う。一方で第2段階の交感神経が優位な状態の人には、触れることで副交感神経を優位にするため、やはり第3段階の最適な状態へと導くという作用がある。

つまり手当ての技は、抑うつが高くて元気が出ない、やる気が出ないといった状態を癒し、覚醒水準を高め最適な状態にする。もう一方ではストレスがたまったり、不安から抜け出せないといった過覚醒の状態の人の心を鎮め最適な状態にする。

さらにその効果を倍増させるためには、前者の人には手を素早く動かして触れたり、素手でセルフマッサージをするのがよく、後者の人には手をゆっくりと動かしながら触れたりオイルをつけてセルフマッサージをするとさらによいだろう。

こうして「手当て」は現代に生きる私たちの心と体の問題の両極端な状態のどちらをも、中庸《ちゅうよう》ともいえる最適な心地よい状態に戻し、癒しを与えてくれるのである。

この最適な心地よい状態になると、人の行動は他者との関係づくり、すなわち絆を深める方向に向かうようになる。他者に話しかけ、親愛の表情を浮かべ他者と身体接触をして親密な交友関係を開始し、社会的な関係を築く行動をとり始める。

その点について4章でみていこう。

# 4章 「ふれあい」が深い絆をつくる

前章では手当ての癒し効果についてみてきた。しかし手当てには、もう1つ重要な役割がある。人との絆を築くことである。

現代社会は、メールやSNSに象徴されるように、面と向かったコミュニケーションをしなくても、人間関係を維持したり新たな人間関係を築くことさえできる。それは手軽で便利なツールである。著者は子どものころ、最低10回は引っ越しをしてきたおかげで、子ども時代の友達とは音信が途絶え、現在でも続いている関係は皆無に等しい。大人になってからの友人関係は、利害がからんだり、弱音を吐けなかったりして、なかなか深い対人関係を結びにくいことを考えると、利害関係のからまない学生時代までの人間関係というのは非常に貴重だと実感している。もう音沙汰のない小学校時代の友人とは、この先出会うこともないだろうと考えていた。

しかしフェイスブックなどをやってみると、その中に懐かしい名前を何人も目にすることができた。連絡してみると、先方も覚えていてくれて、すぐに懐かしい話題でもちきりになった。しかし、それだけではどうしても物足りなさが残る。会って話したいと切実に思うようになる。コミュニケーションをしているその場でしか現れてこないその人の独特の話し方や口調、間、ジェスチャー、表情などといったその人の「人となり」がまったく抜け落ちているためだ。たとえていえば、食べ物ではなく必要な栄養素を人工的に合成したサプリメントを飲まされているような満たされない感じをぬぐい去ることができなかった。確かに旧友とコミュニケーションはできたが、それはどこか味気ない文字だけのやり取りだからであろう。

ネットという皮膚感覚が通じない世界での交流が、毎日の生活に占める割合が高くなってきた。複雑なインターネット上の社会は「電脳空間」ともいわれるように、それ自体が人間の脳細胞が外に現れているようにもみえ、人間の脳が直接パソコンとつながっている印象さえ受ける。そこでは私たちはうまく自分と他人との境界（皮膚）を作れずにいる。境界としての皮膚は自己の感覚を生成する場でもあるため、電脳空間では自己を意識しない奇妙な人間関係が成立していく。「腹を割って話す」とか「同じ釜の飯を食べる仲間」といった共通する身体感覚に裏打ちされていないコミュニケーションのほとんどは、文字情報のやり取りに偏り、共感や思いやりとはほど遠い。そのようなコミュニケーションは、知的な「頭」のはたらきだけに過重な負荷がかかり、感覚や感情、そしてそれらの基盤となる体との乖離が進んでいくことになる。

人は知的な部分だけにエネルギーが停留している状態が続くと、現実の世の中から遊離し、離人症のような症状を引き起こすことがある。これはパソコンの画面や携帯画面といった視覚的な刺激以外の情報が入ってこないため、身体は活動する場や向かう対象を失っているからである。すると身体を動かしたり、面と向かい合うコミュニケーションから遠ざかっていくという悪循環におちいっていく。

現代を生きる私たちのほとんどは多かれ少なかれ、他者とのつながりを実感できず、その結果他者との心の通じ合う真の交流をすること、社会の中で必要とされることの喜びを感じられないのではないか。

本章では他者との関わりにおいて「ふれあい」が果たす重要な役割として「絆」を築くメカニズムについてみていきたい。

## 「絆ホルモン」オキシトシンの不思議

オキシトシンという薬をご存じだろうか。陣痛促進剤として一般に産科の病院で使われているごくありふれた薬である。

しかしこの物質は、人の脳（視床下部の室傍核《しつぼうかく》と視索上核《しさくじょうかく》）でも合成され、下垂体後葉《かすいたいこうよう》から分泌される。そしてそのはたらきには2つあることが最近の研究からわかってきた。1つは前述のように身体でホルモンとしてはたらき、分娩時の子宮収縮や乳腺の筋線維を収縮させて乳汁分泌を促すはたらきをもつ。

もう1つがここでぜひとも紹介したいはたらきであり、中枢神経（脳）で神経伝達物質としてはたらいている作用である。2章でも少し触れた神経ペプチド（ペプチドホルモン）の一種である。こちらは母子の絆や、信頼や愛情といった感情などの社会的行動に複雑に関わっているものだ。そのため、「絆ホルモン」の別名で呼ばれている。人間もそうだが人間以外の動物では特に、他の個体に対して本来もつ正常な警戒心を一時的に緩め、接近行動を可能にすることで交配や集団の維持を促すはたらきがある。オキシトシンはもともと、ヘビなどの刺激が恐怖の対象かを判断する扁桃体といった古い脳ではたらく神経伝達物質であったのだが、哺乳類になって乳腺や子宮ができて、平滑筋にはたらくように転用されたと考えられている。

たとえばヒツジは出生後の約1時間が母ヒツジと子ヒツジの絆の形成には重要で、この1時間の間に母子が引き離されると、母ヒツジが子への授乳を拒否してしまうようになる。ところが1時間をすぎても、母ヒツジにオキシトシンを注射すると自分の子を受け入れるようになるだけではなく、なんと他のメスの子も受け入れるようになってしまうのだ。

メスのラットでも同じようにオキシトシンを注射すると、ラットは自分の子だけでなく、他の子の面倒もみるようになる。オキシトシンによってラットが群れ合う傾向も強くなる。

これほど良い効果のあるオキシトシンだが、そのはたらくメカニズムについてはいまだ明らかにされていない側面もある。そのため、オキシトシンの効果について バラ色の未来が開けているような論調で解説する向きがあるが、最近では否定的な見解を示す研究もあり、若干の注意は必要である。たとえば本来ならば警戒しなければならない人物を信頼してしまうといった危険はないのだろうか。あるいはオキシトシンを噴霧しさえすれば虐待もなくなるのだろうか。確かにそれほどドラスティックに人間の行動を変える効果は期待できないものの、ある程度の効果がある証拠は積み重ねられてきているのは事実だ。ここでは科学的に信頼できる実験に絞って紹介することにしよう。

## 信頼感を高める効果

2005年、オキシトシンの神経伝達物質としてのはたらきを最初に解明したスイスのチューリッヒ大学のミヒャエル・コズフェルトたちは、こんなユニークな実験を行った。大学生に実験に参加してもらい、オキシトシンを噴霧器で鼻腔に噴霧する群と偽薬として「水」を噴霧する群に分けた。もちろん、参加者は鼻にどんな液体が噴霧されたのかは知らされていないし、実験者自身もどちらを噴霧しているか知らされていなかった。

その後「投資ゲーム」をしてもらった。このゲームは神経経済学的な手法として確立されたものである。学生は見知らぬ者同士が2人1組になり、「投資家」と「受託者」となる。「投資家」は「受託者」に自分のお金を預けて、「受託者」は儲けを生み出し還元するという内容だった。

その結果オキシトシンを噴霧されたグループの45%が、最も高い投資額を選んで「受託者」に預け、最も低い額を投資したのは21%しかいなかった。それに対して、偽薬を受けたグループの45%は最も低い投資額を選び、最も高い額を投資したのは21%と逆転した。一方「受託者」を、(人ではない)コンピューターに置き換えた場合は、両グループで預ける投資額に差はなかったという。

コズフェルトはこの結果について、オキシトシンの投与により2人の信頼が深まり、リスクを負おうとする気持ちが高まるからであると結論づけた。オキシトシンが向社会性、つまり人と人との接近を促す作用をもっていることを示している。

ではオキシトシンを体内に入れるためには、鼻から噴霧するしか方法はないのだろうか。

## 触れられるとオキシトシンが増大

米ウィスコンシン大学のレズリー・セルツァーは、7～12歳の少女61人に、大勢の聴衆を前にスピーチコンテストに出場してもらうというストレスを与えた。

実験では彼女らを3グループに分け、それぞれのグループでオキシトシンとコルチゾール(ストレスホルモン)のレベルを測定した。Aグループはスピーチ前に控室に母親を呼び、抱きしめるなど、スキンシップの激励を受けた。Bグループはスピーチ前に母親と電話で話す時間をとり、聴覚の刺激で激励を受けた。Cグループは心理的に差し障りのない映画観賞の時間をとり、母親からの接触や励ましはなかった。

実験の結果どのグループも、スピーチをした直後は、コルチゾールが急激に増加していた。しかしAグループは、オキシトシンの分泌量が最も高く、コルチゾールの値は30分後に正常値に戻った。Bグループは、オキシトシンの分泌は次に

## スキンシップがオキシトシンを分泌させる

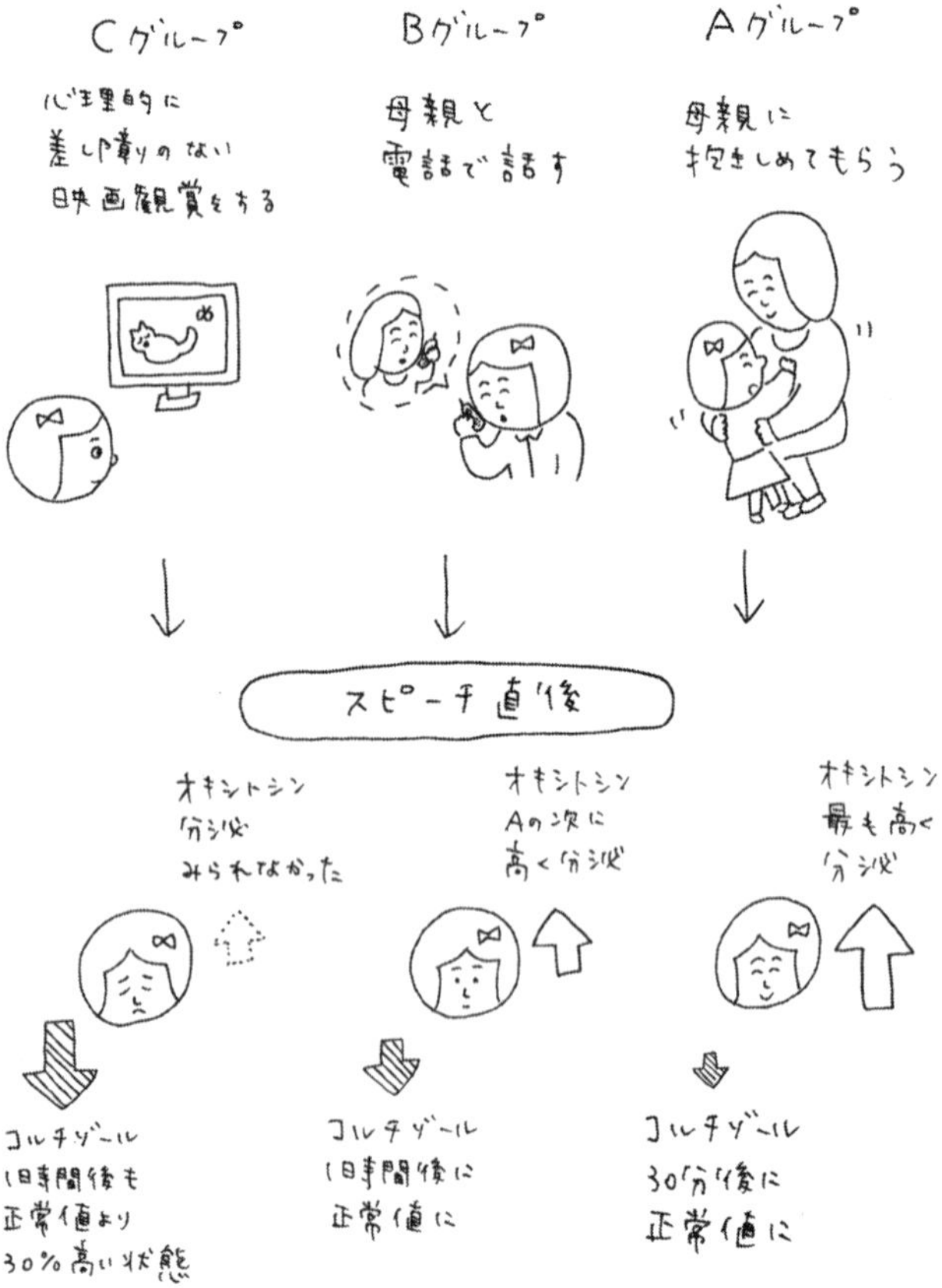

高く、コルチゾールの値は1時間後にようやく正常値に戻った。Cグループは、オキシトシンの分泌はみられず、1時間がすぎてもコルチゾールの分泌は、正常値よりも30%高い状態だった。

別の研究では、母親にスピーチをしてもらう実験を行い、スピーチ前に自分の赤ん坊を10分間抱きしめた母親は、そうしなかった場合よりも、オキシトシンが分泌されスピーチ後の血圧が低かったという。

オキシトシンを最も多く分泌させるには、何よりも親密な人とのスキンシップが大事であるといえる。

## オキシトシンを高める触れ方

そうなると、次に具体的にどんなやり方でどのくらいスキンシップをすると、オキシトシンを最も高めることができるのか、知りたくなる。

スウェーデンのカロリンスカ研究所のイレーン・ルンドらは、人間が筆でラットに触れるときのオキシトシンの分泌量について検討した。その結果、オキシトシンは触れてすぐに分泌されないが、少なくとも5分くらい触れていると分泌されるようになる。それ以上続けても分泌量が高まるわけではないが、触れるのをやめてからも10分程度は分泌され続けるという。だから、親子でも夫婦でも絆を強めたいとしたら、5分程度の触れ合いやマッサージを、1日に数回繰り返すことが大事だといえる。

さらには血圧を下げたりストレスへの耐性を高めるといった健康を促す効果は、このようなスキンシップを5日以上続けると効果が出てくるといわれている。

## 親子のスキンシップ

ここまでみてきたように、「手当て」には想像を超える力がある。ここでは、そもそもそのような力がどのように生まれるか、人間関係の原点である親子のふれあいを通してみていこう。

人間は自らの「手」で道具を作り始めた。それは、少しでも便利で快適な生活を追求するために他ならない。確かにそのような「手」の役割はますます進化を遂げ、世の中はこの上なく快適に、欲望を限りなく満たしてくれるようになった。

しかし、その進化とは裏腹に、人に「触れる」という手の役割は限りなく矮小《わいしょう》化されてしまった。親は子どもに触れなくなった。移動はベビーカーに乗せ、バウンサーで寝かせればすぐに寝てくれるし、子守りの大半はテレビやDVDに任せておくこともできる。かつての子育てよりも、格段に負担は小さいだろう。

このように現代における育児は、触れない方向に大きく動いてきた。

1976年にフランスの有名な産科医、フレデリック・ルボワイエは、次のようにいった。

「生は誕生において始まる……子どものお腹は飢えている……でも、肌も同じくらい飢えている……肌は求めている……背中も背骨も、触れられることを、感覚を、乞い求めている……愛撫しながら乳児に授乳すること、すなわち子どもの皮膚や背中に食物を与えることは、乳児のお腹を満たしてやるのと同じくらい重要だ」と。

親に触れられなくなった子どもたちの心の問題は、親世代の私たちの問題として重くのしかかる。

## 触れない子育ての弊害

13世紀のことだ。当時、人間は本能的に言葉をしゃべるものだと信じ
た。神聖ローマ帝国皇帝フリードリッヒ2世（在位1220〜50）はそ
何かを確かめるため、ある実験を行った。彼は50人の赤ちゃんと乳母たちを集め
命令をした。

「赤ちゃんにおっぱいを飲ませ、おむつを換え、お風呂に入れ、寝かせなさい。ただし、一言も話しかけてはならない。抱いて可愛がることも禁じる」

この実験の結果は、予想外のものだった。50人全員が、1歳の誕生日を迎えることなく亡くなったという。十分な栄養、清潔が保たれていたにもかかわらず、赤ちゃんは全員死んでしまったのだ。

なぜこのようなことが起こったのだろうか？

その後時代は下り、20世紀になっても欧米の孤児院では、子どもの死亡率の高さに悩まされていた。たとえば1915年のアメリカのボルチモアの孤児院では、1年以内に9割もの赤ん坊が死亡した。1940年代に入ると栄養状態が改善さ

れ、医療的なケアも注意深く行われるようになった。しかしそれにもかかわらず、孤児院で生活している子どもの実に3分の1は死亡していたという。

なぜだろうか。

その原因となったのは、当時最新のものとして流行していた育児法にあった。科学的で理性的な子育てのためには人間の「心」といった捉えどころのない曖昧なものはできるだけ排除することが、必要なのだ、というおぞましいともいえる考え方が流行していたのだ。その当時、最も流行っていた育児法は、「子どもにあまり触れてはいけない」というものだった。子どもに触れることは、子どもを情緒的に甘やかすことであり、甘やかされた子どもはだめになるため、泣いてもできるだけ放っておくことが推奨されたのだ。

裕福な孤児院ではこの最新の方法を書いた育児書を購入しそれを実践できたが、あまり裕福ではない孤児院では、そのような最新の育児法の勉強をすることもできず、スタッフたちは本能のままに触れ続けてしまった。しかしその結果、そのような孤児院で生活していた子どもの死亡率は、裕福な孤児院の子どもの死亡率よりもはるかに低かったという。

子どもの死亡率が高まったのは、スキンシップがないことのストレスによって成長ホルモンの分泌が止まってしまったことが大きな原因だったのだ。

触れることの大切さについては、多くの動物実験からも明らかだ。アメリカの心理学者、ハリー・ハーロウが行った、サルの「隔離飼育」の実験を例にみていこう。ハーロウの研究の発端になったのは、母親から離された生まれたばかりのアカゲザルの子どもが、床の布カバーやケージを覆っている布製のクッションに強い執着を示すことに気づいたことだといわれている。

彼の最初の実験では、離された母親の代わりに2つの母親人形（布製と針金製の母親人形）を作り、それら2種類の人形から交互に授乳してみた。そのとき赤ん坊は常に布製の母親人形に愛着を示すことがわかった。その後、ハーロウはさまざまな実験をしたが、彼の一連の実験の成果をまとめると、サルの子どもには生後まもない時期に柔らかい肌触りに対する強い接触欲求があること、子の母への結びつきである愛着は、お腹を満たすための授乳（一次的欲求）によるというよりも、しがみつくことによる接触（二次的欲求）の方が重要な役割を果たしていることなどを明らかにしたことであった。

この研究結果は世界的な関心を呼び、人間の子どもの発達、特に母子関係の発達について、大きな示唆《しさ》を与えることになった。しかし一方で、次のような事実も注目されてきた。つまり、隔離される時期にもよるが、実験のサルは、たとえ身体的健康については一定の水準を保つことはできても、成長後、母ザルといっしょに育った赤ん坊にはまったくみられない行動上の異常を示したり、群れに戻っても回復し難い社会的適応上の困難さが現れたという。

これらのことは何を意味するのか。

サルが示したさまざまな行動上の問題が引き起こされた原因は実は3つある。第1に、相手から触れられるという「触経験」の剥奪《はくだつ》であり、第2に母子の分離によって母性的養育が受けられない「養護経験」の剥奪であり、第3は種の仲仲間と接触する「社会的経験」の剥奪である。ハーロウの実験結果は、これつの経験すべての剥奪によるものであることを示した。「触れることの重をいう場合、必ずこれらの社会的な文脈の上できちんと位置づけて議論ばならない。

ところが最近は、ハーロウの実験結果をはじめ、その後のさまざまな動物実験の結果をひきあいに出して、サルの身体や行動上の発達障害の原因を「触経験の剝奪」のみに求める議論が多くなってきた。しかし、「育児ストレスでイライラしているときでも触れなければいけない」とか、「愛情を伴わない冷たい雰囲気でも機械的にマッサージを行えばよい」とか、ましてや「ブラシやタオルなどの物による感覚刺激だけを与えていればよい」はずはない。そうではなく、愛情にあふれた養育経験や、仲間との交流の中で生じる社会的経験という脈絡においてのみ、「触れること」の重要性は生きてくるのである。

### 触れることは母親にもメリットがある

ラットの母親にとって、生まれたばかりの赤ん坊の世話をし、授乳するのは大仕事である。ラットの赤ん坊が1匹ずつ産道から出てくると、母親は胎膜（羊膜などのこと）をはがし胎盤を食べ、子を巣に集める。子は母親が自分の腹を舐めて羊水でついた匂いの跡を辿って、乳首まで辿りつく。すべての子が集まって自分の乳首に吸いつくと、母親は子の上に覆い被さるようにして乳を吸わせる。子が乳首を吸うことで母親に与えられる刺激は、乳を出す反射を引き起こすのに必要なものだ。

逆に、子は母親から与えられる触覚刺激がなければ、排尿や排便ができない。ラットのこの行動は、「肛門性器舐め行動」と呼ばれる。

母親が仰向けになって自分の温かい体に子を触れさせてやると、子は安心して体の力を抜く。すると、母親は子の肛門と性器に触れやすくなる。そして母親がせっせと肛門や性器を舐め始めると、その行動が反射的に子の排尿を促し、さらに長時間舐めていると、排便を誘発する。母親はこの行動を、一匹一匹の子に一日中繰り返す。それは子が生まれたときから始まって、乳離れするまで続く。

母親はなぜそれほどまでに大変な大仕事を、せっせとやり続けることができるのだろうか。

そのメリットは、すべて子にあるようにみえるかもしれない。しかしそうではなく、母親は子の排泄物を食べることができるというメリットがある。それはラットにとって非常に有益な行為である。第1に、子は巣から出られず、母親は子どもたちを自分だけで育てなければならないので、糞尿を食べてしまった方が巣を清潔に保てるのである。第2に、授乳は大量のエネルギーを消費するため、母親としては通常以上に食物や水をあさる必要が出てくる。すると無力な子を残したまま巣を離れ、自らも外界の危険に身をさらさなくてはならない。その観点からみると、肛門性器舐め行動は母親にとっても有益なのだ。母乳として子に与えた水分と栄養のかなりの部分を取り戻せるからである。

人間も同じである。そもそも子育てをすることの母親へのメリットは、どのようなことにあるだろうか。

少し話が飛躍するが、参考になる実験を紹介したい。ハーバード大学のカーツ・グレイは、お金を寄付するという道徳的な行為が、身体の力を増大させることを明らかにした。実験の参加者はまず、5ポンド（2268g）の錘《おもり》をできるだけ長い時間手にもつように言われ、その時間を測定した。彼らはその後、お礼として1ドルを渡されるが、半数の参加者にはそれをユニセフに寄付できると伝え、実際に全員が寄付をするが、残り半数の参加者にはそのような機会は与えなかった。

これらの操作後、再び最初と同じ課題をやってもらった。すると、1ドルを寄付した人は、自分のものにした人よりもより長く錘をもっていることができた。

その理由ははっきりとはわからないが、良いことをしたというポジティブな気分が、重い錘をもっているときの不快な気分を紛らわすからではないかとも考えられている。

このことから、ボランティアや寄付など道徳的な行為をすると、人は実際に体に力が湧いてくるというわけだ。介護職のような人を手助けする仕事に従事する人は、寿命が長いこともわかっており、ボランティアと身体的な健康とは関係があるのかもしれない。

同じように子育ては、いくらがんばっても報酬がもらえるわけでも、他者から褒められたりするわけでもなく、自分の大切な時間やお金を子どものために消費する割に見返りが少ない点で、ある種のボランティアといえる。手がかかる子どもの世話に無償の愛で尽くすことで疲れきっていても、その中に満足感ややりがいなどのポジティブな気分が生まれることで、またがんばろうという力が湧いてくるだろう。しかしその比率はあまりに低いといわざるを得ない。

そんなとき、手軽にできる工夫として、子どもに触れる頻度を増やすめたい。すると母親にはもっと直接的で手近なオキシトシンという安らぎンドルフィンといった快楽のご褒美を子どもからもらえる。実際、サルのグルーミングの実験では、グルーミングをするとエンケファリンやエンドルフィンなどの脳内麻薬といわれる快楽物質が視床下部から分泌される。これらを増やすためには短時間のスキンシップを繰り返すことが大切なのだ。そうすれば子育てのストレスもたまらず、楽しんで子育てができるだろう。

## スキンシップは遺伝子によらずに遺伝する

母親の養育行動を考えるにあたって、ラットの肛門性器舐め行動からある重要な結果が導かれた。なんと肛門性器舐め行動が遺伝するのである。通常、生まれてから獲得した形質（獲得形質）は遺伝しない、というのが生物学の常識だ。たとえば、親が英語を勉強して堪能にしゃべれるようになったからといって、その子どもが生まれつき英語をしゃべれるわけではないし、体を鍛えて筋骨たくましくなったからといって、子どもがそうなるわけでもない。

しかし、たとえば生まれた娘を母親が手塩にかけて愛情たっぷりに養育したとすると、その娘もまた自分の子どもをそのように育てるようになる。逆に、自分の娘の世話をあまりせずに育てた場合、その娘も自分の子どもをそのように育てるようになる。

このような現象はこれまでの心理学では、「世代間連鎖」として知られているが、それは「経験によって獲得したやり方（養育行動）を覚えており、それを繰り返す」という程度にしか考えられてこなかった。しかし「世代間連鎖」の理由が、そのような曖昧な説明ではなく、遺伝学レベルで証明されたのだ。

いったいどのようにしてわかったのだろうか。

カナダの神経心理学者、マイケル・ミーニーを中心とする研究グループは、まずあるラットの集団の中で養育行動に自然に現れている多様性を細かく検証し、母と娘の間にどのような行動レベルの関連性があるかを調べた。すると確かに一部の母親は他の母親より、頻繁に子を舐め、毛づくろいをするなど、熱心な養育行動をしていた。そして母親が頻繁に娘を舐めてやると、その子ラットは成長後、自分の産んだ子を同じように高い頻度で舐めていた。しかも、そうした関心度の高い母親の子は、オスでもメスでも、成長後にストレスや不安を示す割合が低いこともわかった。

次に彼らは、関心度の高い母親の子と、関心度の低い母親の子を「入れ替えて育てる」という大胆な実験を行った。つまり、子どもへの関心度の高い母親から生まれた子どもをそうでない母親に育てさせ、関心度の低い母親から生まれた子どもを、それが高い母親に育てさせたのだ。実験の結果、子の傾向には生物学上の母親の傾向ではなく、育ての母親の傾向が反映されることがわかった。このことは、遺伝子によらずに行動形質が伝達されることを示している。その媒介をしているのは母親の遺伝子ではなく、子に対する母親の初期の行動だったのである。

彼らはそれ以前にも一連の研究から、幼少期に母親から受けた世話の差が、成長後のストレスへの感受性を左右するだけでなく、空間学習能力を高める要因になることを明らかにしていた。たとえば、頻繁に子を舐めたり毛づくろいしたりする母親に育てられた子は、危険な状況にあってもストレスホルモンの分泌レベルが低く、脳の反応も小さかった。

これらの実験では海馬という脳の一領域を調べたのだが、ここは特に学習と記憶に大きな役割を果たす部分である。動物が空間環境を学習し記憶できるのも、海馬のはたらきによるものだ。ミーニーらは海馬の機能に関する最新の知識を利用して、生まれて早い時期に母親から舐められたり毛づくろいされたりする頻度が高いと、海馬の遺伝子の発現（遺伝子がはたらくこと）に変化が生まれ、それによって海馬でのニューロン（神経細胞）同士の結びつきが強まることを明らかにした。その結果、これらの子は成熟したときに空間学習能力が高くなるのである。


このように、遺伝子配列自体の変化はせずに、経験によって遺伝子の発現が変化する影響を調べる学問をエピジェネティックス（epigenetics）という。この分野での近年の研究成果には驚くべき進歩があり、母親の行動様式がなぜ遺伝子メカニズムに頼らずに次世代に遺伝されうるのかという謎を解き明かしつつある。

ここでのキーワードが、「DNAのメチル化」である。メチル化とは細胞が分化（さまざまな種類の細胞に分かれていくこと）する過程において特に重要なメカニズムであり、たとえば分化したあとの皮膚細胞が心臓の細胞や肝細胞に変化することを防いでいる。つまり簡単にいえば、ある遺伝子が発現しないように防いでいる作用のことだ。DNAのメチル化は、生体を正常に保つために、不必要な遺伝子の発現を抑制する重要な意味をもっている。メチル化のパターンは受精時にいったんすべて消去されるが、のちの発達段階で再構成される。

ラットの場合、生まれた直後にメチル化のパターンが修正されやすくなり、そこで現れてくるパターンは母親の世話、つまり肛門や性器をどのくらい舐めてもらったかを含め、どのように育てられたかによって決まってくる。そこで、生まれてすぐの経験によって、DNAのメチル化のパターンが変化し、そのことによってその後の行動傾向やストレス耐性、学習能力などにも影響が及び、次代に伝わっていくわけだ。

## 早期の虐待やストレスとその後の深刻な影響

ラットの実験では、出生直後に十分な養育を受けたラットは脳内に神経伝達物質セロトニンが増え、ストレスホルモンであるコルチゾールの受容体遺伝子がメチル化されにくくなる。コルチゾールがストレスホルモンといわれるのは、ストレスに対処する身体の態勢を整えるはたらきがあるからである。その受容体遺伝子がメチル化されにくいと受容体の形成が促進される。そのため、コルチゾールのはたらきが促され、ストレスへの耐性が高い脳になることがわかっている。それに対して、養育の足りなかったラットはそれがメチル化されてしまうため、生涯にわたってストレス耐性が低下してしまう。

さらにラットを生まれて早期に親から離してストレスを与えたり、成長後のラットに慢性的にストレスを与え続けた場合、海馬や扁桃体の神経細胞が減少したり萎縮《いしゅく》してしまう。その結果、餌を探すのに必要な探索能力が低下し、ストレスに弱くなり、攻撃性や不安が高まるといった結果も示されている。

人間でいえば、早期のストレスによって学習能力が低下し、ちょっとしたストレスで疲れやすくなり、怒りっぽくて不安が高い性格傾向になりやすいといえる。いわゆる被虐待児症候群と呼ばれる症状に似ている。

たとえば児童虐待の影響を調べた米国の精神医学者、クリスティン・ハイムらのグループは、幼少期に虐待を受けた22人の成人女性のオキシトシンの量を調べた。虐待の種類では特に心理的虐待（言葉で子どもの自尊心を傷つけたりもを心理的に拒否したりすること）を受けた人は、オキシトシンのレベル低かった。たとえば、子どもが甘えてきたときに、それを厳しく叱ったりすると、子どものオキシトシンが分泌されなくなるのだ。すると将来その子が大人になって子どもをもったとき、オキシトシンの良い影響を受けられなくなるため、やはりまた虐待が繰り返されてしまう、という連鎖が生まれてしまう。虐待の影響は生涯、そして次世代にも続いてしまう危険性が高いことがわかる。

さらに精神分析の立場から、フランスの分析家ディディエ・アンジューは、乳幼児は自己を曖昧な液体かガスのようにしか感じられないため、養育者が刺激によって皮膚という境界を強化しなくてはならないと考えている。彼によれば、このような機能が不全である場合、その子は将来心の問題を発症し、自分の皮膚が破れているなどの不具合に悩み続ける。それが自己の倒錯《とうさく》や破綻といったさまざまな症状を引き起こすという（83〜84ページ参照）。子どもは虐待を繰り返し受けた場合、境界としての皮膚の感覚が適切に感じられず、そこからさまざまな症状に生涯悩まされてしまうというのである。

## 出産直後の接触の重要性

では、母親が子どものための愛情にあふれた養育行動をするためには、いったい何が必要なのか考えてみたい。

まず養育行動の開始についてである。

先のミーニーの研究グループは、子育てをしているラットの養育行動に関わる視床下部の内側視索前野《ないそくしさくぜんや》ではたらいている遺伝子を薬で阻害してみた。その結果、簡単にいえば、この部分を薬で阻害されてしまうと、十分に子育ての経験のあるラットは養育行動に影響は出なかったが、出産経験のないラットは養育行動を開始できなくなってしまった。この結果から、養育行動の開始には、子から受ける刺激によって、視床下部で記憶や学習の際と同じような神経ネットワークの変化が起きることが必要であることがわかった。本能だけで子育てができると考えられていたラットでさえも、子と接する経験をすることで神経ネットワークが変化していくことが重要な役割を果たしていることがわかる。

このことから、母親の愛情あふれた養育行動を開始させるのにとりわけ重要なのは、初めての子どもであれば、突きつめれば生まれてすぐの子からの刺激という初期の経験であることがわかる。

人間の場合も同じである。

スウェーデンのマティスン・アンソフィらは、新生児に授乳している母親のオキシトシンのレベルを測定すると同時に、乳を吸うときの赤ん坊の行動を観察した。

観察の結果、乳を吸っているときには赤ん坊は手の動きを止めているが、しばらくすると乳首を吸うのをやめて手を動かし乳房をマッサージするように動かすことがわかった。このように乳房をマッサージされた直後に、母親のオキシトシンのレベルが高まり射乳を促しているという。またオキシトシンは子宮の収縮作用もあるため、母親の伸びきった子宮を元の状態に戻していることになる。マッサージをすればオキシトシンは分泌され、マッサージを止めると分泌も止まった。

ただし赤ん坊が乳首を吸っているときは、母親のオキシトシンは分泌されなかったことから、赤ん坊はオキシトシンの分泌を促すためにマッサージをしているともいえる。

しかもこのようなマッサージを誕生後わずか10分で始めることもわかった。この世に生まれた赤ん坊が母親に最初にすることは、マッサージなのだ。

こうして母親は子どものために授乳し、子どもは母親の体を元に戻すために乳首を吸い、マッサージをする。すると母親の体内でオキシトシンが分泌される。母親のオキシトシンは射乳を促し子宮を元通りにすると同時に、子どもへの愛情を深め絆を強くする。

一方子どもの側では、生まれてすぐの母親との接触によって、遺伝子がメチル化されるか否かのパターンが形成される。これは子どもの脳のオキシトシンの受容体にも影響を与えることから、オキシトシンの影響をより受けやすくする。その結果、母親への愛着を安定させ、信頼の絆を高めると同時に、ストレス耐性も高めてくれる。さらに、初期経験で作られた「メチル化／非メチル化」のパターンは脳に刻まれるため、将来のその子の恋人との愛着関係にまで影響を与え、その子が将来子どもを産んだときには、母親から受けた養育行動を繰り返すことになる。

生まれて初期の親子の接触は、これほどまでに重要な役割を担っていたのだ。

## 触れるから優しい気持ちになる

ここで2章で述べた2つの実験を思い出していただきたい。

ウィリアムズとバーグの実験では、手を温められた人は心が温かくなり人に優しくなった。

なぜ、身体の温かさと心理的な温かさは関係しているのだろうか。

その理由として考えられているのは、幼少期の両親などの重要な人との親密な接触にあると考えられている。身体的な温かさは脳では「島皮質」の背中側が興奮する。一方で、人を信頼したり共感したりといった温かい気持ちになると「島皮質」の腹側が興奮する。そこで幼少期に両親の温かい手で抱っこされ優しく撫でられるという身体の経験と、撫でられて安心し温かい気持ちになるという経験を繰り返すことで、「島皮質」の背中側と腹側の神経回路が形成されていく。そのため、これらの間につながりができる結果、身体的な温かさを感じると、人に対して温かい気持ちになる、というわけだ。

また、触覚の刺激が自分でも気づかぬうちに、その人の心に影響を及ぼすことを示したアカーマンたちの実験結果はどのように考えたらよいだろうか。

第1は母親にとって、子どもに対して優しい気持ちになったから触れるのではなく、触れるから優しい気持ちになるということである。「赤ちゃんのやわ肌に触れると優しい気持ちになれる」とよく言うが、それは真実なのである。3章で人が気持ち良く感じる触覚の特徴は、「柔らかさ」と「滑らかさ」の2つであると述べたが、赤ん坊の肌はまさにこの2つの特徴を備えている。母親に触れてもらうために、この2つの特徴を備えるようになったのかもしれない。いずれにしても、赤ん坊に触れて育てることには、母親にとってのメリットも大きいことがわかる。

第2は、触れることによる心の変化は、母親だけの問題なのではなく、乳房に触れ吸いつく赤ん坊の側にも同じ心理的変化が起こるということである。米フランクリン・アンド・マーシャル大学のマイケル・アンダーソンは、「触覚の情報は、発達の初期段階において極めて重要なものだ。触覚をもとに、その他の関連づけが形成されていくという考えは、直感的にうなずけるものだ」と発達の初期における触覚の重要性を再評価している。まだ目のよくみえない、聞こえる言葉の意味もわからない赤ん坊にとって、触覚の情報は極めて大きな意味をもつ。赤ん坊にとって母親に触れられるという触覚の情報は、必ず何らかの他の体験とセットになっている。赤ん坊の時期に、抱っこや撫でられる触覚の刺激と安心感や満足感を繰り返しセットで与えることでこそ、他者への信頼感や自分自身の自尊感情が芽生えてくる。

だからこそ、発達初期の触覚的体験の重要性は強調しすぎることはないのである。

## 夫婦・恋人間の絆を強める

次に夫婦関係について考えてみよう。

一般に、恋愛には熱愛がつきものであり、誰でもそのような熱い恋愛関係が続くことを望んでいる。しかし心理学の研究によると、そのような関係はせいぜい18ヵ月しか続かないといわれている。それは恋愛の初期段階で分泌されるフェニルエチルアミン（Phenylethylamine）というホルモンが分泌されなくなるからだ。そしてその後は、緩やかな愛着の絆に結ばれた関係を、何十年も維持し続けなければならない。そのためには、ある程度の努力が必要だ。

そのためには、何よりも夫婦で触れ合うことが最善の策だ。夫婦で触れ合うとオキシトシンが分泌され、それには愛情や信頼の絆を強める作用があるため、実際に相手への絆が強まることが多くの研究で確かめられている。

## ふれあいはお互いの健康に効果的

まずは、触れることが健康に役立つ事実を紹介しよう。

米国のブリガム・ヤング大学のジュリアン・ホルト - ランスタドは、性的ではないスキンシップ、すなわち「手をつなぐ」、「抱き合う」、「寄り添って座ったり寝そべったりする」というようなスキンシップがもたらす健康への影響は、これまでほとんど注目されることがなかったことに問題意識をもち、次の実験を行った。

36組のカップルが実験に参加し、そのうち20組のカップルは「スキンシップ強化トレーニング」に参加した。その内容は、首や肩、頭に触れることでパートナーの情緒への気づきを増やす「触れて知るトレーニング」と、首や肩のマッサージのトレーニングだった。このトレーニングを夫婦で1回30分、週に3回の割合で、4週間受けた。残りの14組のカップルは比較のため、毎日相手への愛情と気分を記録したが、トレーニングは受けず、通常の行動を変えることなく続けるように指示された。すべての参加者は、研究開始時と期間中と終了後に、唾液中のストレスホルモンであるアルファアミラーゼと、オキシトシンのレベルを測定した。さらに24時間装着タイプの装置で血圧を測定した。

実験の結果、「スキンシップ強化」のグループは、それを1週間続けるだけで、唾液中のオキシトシンの濃度が高まり、終了時にはさらに増加していた。また「スキンシップ強化」のグループは、唾液中のアルファアミラーゼのレベルがかなり低くなった。4週間後に、「スキンシップ強化」のグループの男性は血圧も低下していた。

この実験を発端に、世界中で多くの研究者が健康を高める夫婦のスキンシップの効果に注目するようになった。その一人である米国のカレン・グレウェンは、普段からスキンシップを多くしていたカップルは、実際に触れたときにオキシトシンの分泌が高まるが、そうでないカップルは、触れ合ってもあまりオキシトシンは分泌されないことを示した。

普段からスキンシップをしていないと、突然始めてもあまり効果がないのだ。

このようにオキシトシンの効果を長期にわたって維持するためには、常にスキンシップなどの親密な行為を通じて脳に刺激を繰り返し与えて活性化させる必要がある。しかし同じオキシトシンのレベルを維持するためには、男性は女性の2倍から3倍も触れ合う必要があるという。女性の場合、女性ホルモンのエストロゲンがオキシトシンの効果を倍増させてくれるのに対して、男性は男性ホルモンのテストステロンがオキシトシンの効果を減らしてしまうためである。

また抱擁に関する実験によると、オキシトシンは1人の相手と22回の抱擁をしたあとにようやく脳内に放出されることもわかっている。どうやら即効性はないようだ。また女性の場合は、ストレスがあるとストレスホルモンのコルチゾールが、脳内のオキシトシンの放出を妨げてしまうため、性的欲求や身体接触への欲求も急減してしまうという。ストレスをため込むと夫婦仲が悪くなるのは、そのためである。

### 手を握るとストレスは緩和する

バージニア大学のジェームズ・コーンは、16人の既婚女性を対象に次の実験を行った。

彼女たちを「電気ショックを与える」というストレスのかかる状況におき、脳の活動を観察した。その状態で、「見知らぬ人に手を握らせる」、「夫に手を握らせる」、「何もしない」の3条件に振り分け、脳のどの部分が反応するのかを調べた。すると、見知らぬ人が握っただけでも、ストレスに関係する脳の活動は弱まり、夫が握るとさらに弱まることがわかった。

私たちは、何か不快なできごとや辛いことがあったとき、慰めの言葉をかけられるよりも、好きな人がそっと手を握ってくれる方が、心が楽になることがある。このように夫婦やカップルは、逆境におかれたときこそ、お互いに手を取り合うことで乗り切ることができるだろう。

## スキンシップは男性を幸福にする

通説では、女性は男性よりもパートナーとのキスや抱擁を好むと考えられているが、本当にそうだろうか。

米インディアナ大学のジュリア・ヘイマンたちは、米国、ブラジル、ドイツ、日本、そしてスペインの5ヵ国の40〜70歳代のカップル1000組以上を対象に調査を行った。参加したカップルは平均で25年間生活をともにしていた。

結果によると、通説とは逆で、パートナーとのキスや抱擁などの「ふれあい」が多いほど幸せを感じる傾向は男性の方が強いことがわかった。そしてその傾向は性的な関係の頻度よりもはるかに幸福感を高めていた。女性は子どもとのスキンシップや普段から女性同士でもスキンシップが多いので、スキンシップの欲求に満足しているのだろう。普段、あまり会話のない夫婦であっても、性的ではない「ふれあい」は、特に夫にとって大切な意味をもっていたのである。

またスイスのチューリッヒ大学のビート・ディツェンらによると、共働きの夫婦の日々の仕事で生じるストレスは、夫婦の親密度が高いほど癒されるという。共働きの夫婦では、どちらも子どものスキンシップが少なくなり、子どもと触れる時間は同じくらいだろう。だから夫婦のスキンシップには男女どちらにも同じように効果がある。

### “夫婦喧嘩予防”にも効く身体接触

仲の良い夫婦でも、長い間連れ添っていると喧嘩もするが、夫婦喧嘩にも身体接触は効果がある。

ビート・ディツェンらは、結婚しているカップルに実験に参加してもらった。実験に先立ち、前述のようにオキシトシンか水を鼻に噴霧するグループに振り分け、ここ最近あったもめごとの会話（教育問題やレジャーの過ごし方など）を10分間してもらった。そしてその間の非言語行動（防衛的態度や自己開示、共感など）をビデオで録画して行動を記録し、実験後に唾液を採取した。

実験の結果、オキシトシンを噴霧されたグループは、肯定的な行動をより多く示しており、またストレスホルモンのコルチゾールの濃度が低いことがわかった。

このことから、スキンシップを普段からしていると、夫婦喧嘩をしても決定的な大事には至らず、関係の修復もしやすくなることがわかる。

## 病気回復につながる医療現場のふれあい

次に、医療現場での「ふれあい」の問題について考えてみる。1章では、医者や看護師が患者に触れなくなった歴史をみてきたが、ここでは触れることが患者にどのような効果をもたらすのかみていこう。

米国の生理学者ジェームズ・リンチは、20世紀初頭、普段の生活で人との「ふれあい」がない人は、孤独感に苛《さいな》まれ、早死にする原因になると述べている。またその後の多くの研究では、人とのつながりが薄く、孤独感の高い人ほどさまざまな病気にかかりやすいことも確かめられている。

本邦でこのようなテーマで行われた研究はごく数少ない。川崎医療福祉大学の飯田淳子は、医者と患者への面接を通して、身体接触に対する双方の意識について明らかにしている。たとえばある患者は、胃の調子がおかしくて心配だったが、医師に触診をしてもらったうえで何も問題がないと告げられて初めて安心できた、という。また別の患者は、ガンの再発を恐れていたが、医師が背中を打診して痛みがなかったことから、大丈夫だということを確信したという。また痛みのある部位に触れてくれないことに不満をもつ患者は多いという。

このように病気にかかり不安を募らせている患者が医者の最終的な診断を受け入れることができるのは、単に医師に言葉で説得されるよりも、触診を通した自分自身の感覚を拠《よ》り所にすることが多く、それによって同時に満足感も高まるといえる。

さらに、医師によるこのような手当ての効果は、単に診断の役に立つだけではなく、治療的な意味ももつ。ある60代の患者は、他の病院では治る見込みはない、と言われてやってきた病院で、他の内科医が何人も見守る中で、医師が30分もかけて触診をしてくれたという。そんな経験は初めてだった彼女は、このとき自分は治るかもしれないと思ったという。その体験をしたあと、彼女の食欲は戻り、元気づけられたと感じるようになった。触診は人間的な医療を回復させるための第一歩である。

次に、看護師が患者に触れる効果についてみていこう。

慶應義塾大学の新幡智子たちは、ガンの痛みに苦しむ患者にマッサージを施す効果について、580人もの看護師にアンケート調査をした。その結果、次ページの図のようにマッサージは気持ち良さの増進、不安や痛みの緩和に次いで、患者との信頼関係を深め、孤独感を癒す効果が高いことがわかる。

マッサージは、人とのつながりを身体の感覚としてリアルに実感できる。だからこそ、病気で不安や孤独を感じている患者には、医師や看護師の手で触れることで、患者の心を温め孤独感を癒し、命を長引かせることにつながる。孤独な患者の冷え切った心に、医師や看護師の温かい手が温もりを与えるのである。

実際、著者の知人の看護師は、10年以上も脳外科の看護師としてはたらいており、そこでは看護師全員が積極的に患者に触れていたという。リハビリをして病

## 看護師が認識しているマッサージの効果

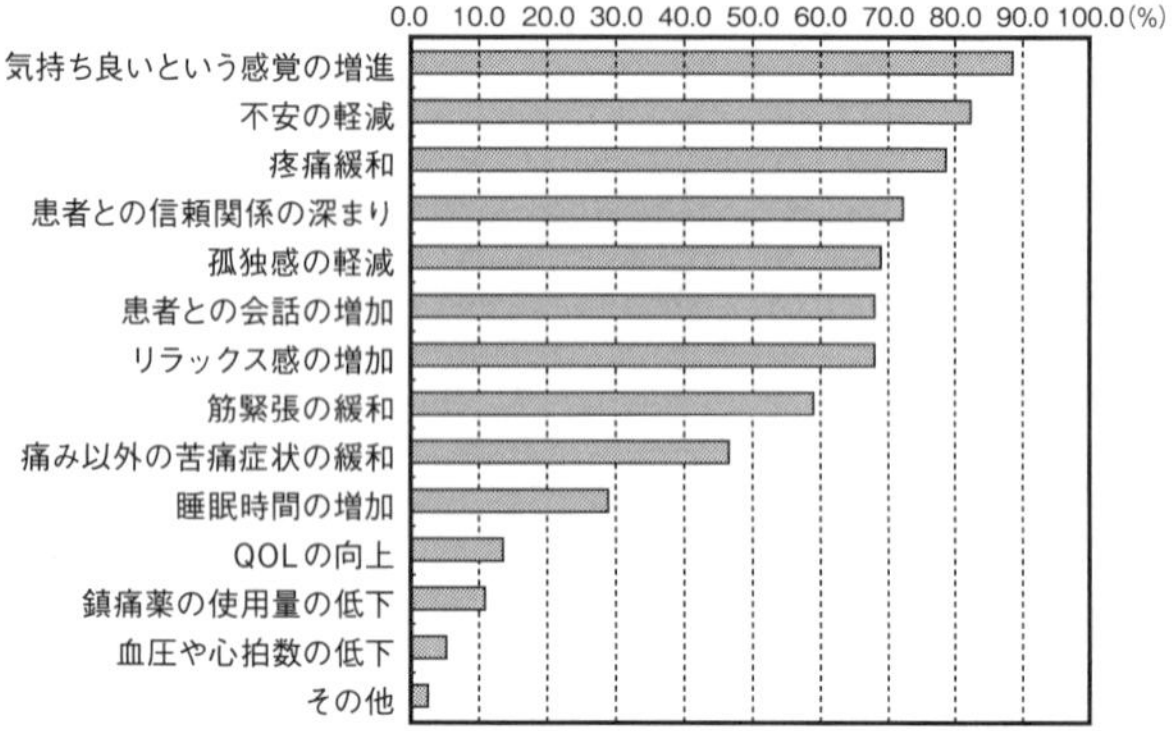


(回答者数=580、複数回答)

室に戻ってきた患者を看護師が次々にハグしたりして、患者とのコミュニケーションを楽しんでいたそうだ。そのため、患者の入院期間も現在よりも短く、病棟も明るく和やかな雰囲気に包まれていたという。

そのような雰囲気の病院であれば、医師や看護師も快適にはたらくことができ、患者との信頼の絆がつくられ、患者の病気の回復が早まることは想像に難くない。

手当ては触れる者と触れられる者の心の垣根をいとも簡単に取り払い、両者の絆を強めてくれる。そのことが、患者にとって「ひとりじゃないんだ」と病気に立ち向かう勇気を与え、それはホルモンや免疫、自律神経などを通じて身体にも好影響を与え、癒し効果につながっているのだと思う。

## ふれあい下手な日本人のために

最後に、日本人の子育ての問題や、親子、社会の問題を「ふれあい」の問題として考えてみたい。世界中の文化で共通していることは、女性の方が男性よりもスキンシップを多くしていることである。なぜだろうか。

その理由は2つある。

第1は、子育ての方針の違いである。多くの文化で男児より女児の方が両親に触れられる頻度が高いのである。多くの文化では子育ての方針として、男児には早く自立することを促すのに対して、女児は協調的であることが重視されるためである。その発想の背後には、「子どもにべたべた触れると、依存的な性格にする」という誤解が根強く存在しているのもまた事実である。なぜ誤解といえるのか。

それは著者の研究で示されている。すなわち幼少期に子どもへの身体接触が多いほど、思春期のころにはむしろ自立的に行動できるからだ。子どもは幼少期に養育者に甘える経験を十分にしないと、「自分は甘えられなかった」と心の空白を残してしまう。すると、成人後もその空白を埋めようとしてさまざまな危険な行動をとったり、心の病を発症することもある。

いずれにしても、女児の方が両親によく触れられて育ち、成人後も触れ合うことに寛容な文化があるのだ。だから触れないことから起こる心の問題は、女性の方が重くなる傾向がある。

第2は先に述べたオキシトシンの影響である。女性は幼少期から親からよく触れられて育ち、さらにオキシトシンの効き目が大きいため、成人後も親密な人間関係を築きやすくなり、無意識のうちによく触れ合うという行動をとっているのかもしれない。

ただし、人間以外の動物の場合、そのような性差は認められてはいない。チンパンジーではオスもメスも同性同士の接触をよくする。グルーミングをすることで、個体間の関係を修復したり、親密な関係を築く手段として利用している。

やはり文化による影響が大きいことがわかる。

そこで次に文化による違いをみてみよう。

たとえば欧米では、挨拶の一環としてよく握手をしたりハグをしたりする。しかしこれらの行為は、挨拶という「儀式」であるため、オキシトシンの分泌とは関係はない。それでも日本などの東洋的な触れない文化よりは、急速に親密な関係を築くことができる。

その点で、触れることを重視している先進国といえば、スウェーデンである。スウェーデンは、マッサージの発祥の国であり、乳児期からベビーマッサージが盛んであり、保育所や小学校でも日常的にマッサージが行われている。高齢者でもタクティールケアとして認知症の周辺症状の緩和にマッサージをとりいれている。

そのため、マッサージに関する研究は世界中のどの国よりも進んでいる。

しかしオキシトシン研究の第一人者である、スウェーデンの生理学者シャスティン・ウヴネース・モヴェリは次のように述べる。

現代人は、オキシトシンの放出を妨げられている。親しいつきあいがなく、仕事や他の関心ごとに時間を費やしているからだ。昨今の若者の暴力や攻撃性は10年前と比べても明らかであり、彼らは間違いなくオキシトシンが不足している、と。

虐待の件数が毎年増え、子どもや青少年の心の問題が深刻化しているわが国でも事情は似ているように思う。

はたして、このような心の問題の解決に手当てはどの程度貢献できるのだろうか。

著者は保育園や幼稚園の教諭を対象に、最近の子どもたちの「心理・行動面」と「身体面」の「おかしさ」として感じることについて、アンケート調査を行った。すると「キレやすい」「引きこもり」「共感できない」「自己中心的」といった項目がワースト10にあがった。これらはいずれも人間関係の問題である。皮膚感覚として他者との適当な距離感をつかめない状態ではないか。

3章で紹介したポリヴェーガル理論（多重迷走神経説）を援用すると、「キレやすい」は交感神経が突如として過剰に興奮した状態であり、「引きこもり」は副交感神経が過度に優位な状態である。「自己中心的」「共感できない」のはこれらどちらかの神経が過剰に興奮している状態であると考えられる。

そこで、現代の子どもたちの心の問題を解決する手段として、子どもに触れることは十分に有効であることがわかる。

スウェーデンで青少年の心の問題が深刻になっているのは、マッサージの効果が社会の中でまだ十分に発揮されずにいるからではないか。あるいは、マッサージの効果を帳消しにするほど大きな社会的な問題があるのかもしれない。

先に日本人は皮膚感覚に非常に繊細で敏感な民族だと述べた。しかし人と触れ合い、オキシトシンの効果を発揮させるまでには結びついていない。これからの日本人は、「互いに支え——必要とされる」緊密な人間関係の中で生きていくことが必要だ。

また高齢者の孤立や若者の引きこもり、母親の孤立化を防ぐためにも、男女問わず人との「ふれあい」を取り戻したい。

# エピローグ　手の力で人はよみがえる

ここまで「手当て」や「ふれあい」のさまざまな効果についてみてきた。その効果の1つは「癒し」であり、もう1つは「絆」を作ることであった。どちらも現代の日本に生きる私たちにとって、正面から見据え真摯《しんし》に考えなければならない問題であるが、古《いにしえ》の時代からある手当ての技をよみがえらせることは、それらの解決の大きな一助になると思う。

最後に具体的にどうしたら解決につながるか提案したい。

## 全身の筋肉を緩め、身体感覚を取り戻す

現代に生きる私たちは誰でも多かれ少なかれ、「半健康」な状態で日々の生活を送っている。身体の状態だけではなく、心もまたそうである。1948年に設立された世界保健機関（WHO）憲章の前文にある健康の定義は「身体的・精神的・社会的に完全に良好な状態であり、たんに病気あるいは虚弱でないことではない」とされている。

本書で主張していることは、まさにWHOがいうこれらの3側面の健康すべて

を統合させ取り戻すことにあるといえる。

一般にマッサージは基本的に自分の意思で努力して行う必要はなく、相手に身を任せているだけである。そのような態度こそが、本当の癒しを得るために必要だと思う。そうすることでこそ、マッサージを受ける全身の身体の感覚に意識を集中させることができ、心地よさを最大限に感じることができる。それだけでなく、全身の筋肉を緩めることで身体内部の感覚が覚醒し、それによって自分を世の中に定位させている身体への気づきを得ることができる。それは自分が生きていることを実感させてくれるだけでなく、自分の身体の境界（ボディバウンダリー）の意識を確認することができる。ストレスによって筋肉を硬くこわばらせているうちに、次第にその感覚が失われつつあった身体は撫で圧することで柔らかくほぐされ、感覚が再び戻ってくる。こうして分断された心身の統合が促されるのである。

心と身体をつなぐものは、物質としてみればペプチド、生理学的にみればホルモンや神経、心理学的にみれば身体感覚である。これらのうち唯一体感できる、すなわち自分でコントロールすることができるものが身体感覚であろう。2章でも述べたように、身体感覚は皮膚感覚にかなりの部分を負っているため、皮膚から身体感覚を取り戻すのが最も近道となる。

たとえば米国のエサレン研究所で生まれたエサレンマッサージは心身の統合を目的としている。「ゆっくりと、呼吸とともに、〝今、ここで〟の気づきをもって、あるがままを受け入れ、全体をつなげる」という哲学のもとに育成された手技である。身体全体をつなげるロングストローク、波のようなリズム、ゆったりとしたストレッチ、軽い揺らし、身体の深部への注目などのさまざまなアプローチ法が、自分が部分からなるバラバラな存在ではなく、1つの全体的な存在であることを思い出させてくれる。皮膚は広げると1枚布のようなものなので、こうした皮膚全体をつなげるようなマッサージによって、分断された身体各部のバラバラな感覚の統合を促すのである。

## 脳ではなく皮膚で考える

では心身の統合とは、どのレベルで統合されるべきなのだろうか。

第1は脳（大脳皮質）レベルでの統合である。これは「身体から脳へ」向かう情報が大脳で統合され、物事の認知判断に影響を与えることをいう。たとえば遺伝子組み換え食品は、頭では安全だとわかっていても、口に入れるのは嫌な感じがする人は多いだろう。低レベルの放射性物質を含んだ食べ物も同じである。これは「安全だ」という合理的判断に、遺伝子レベルとでもいえる身体がもつ本能からもたらされる感情が影響を与えていることを示している。

これまで述べてきたように、触れたときの触覚や温度感覚といった情報は、自分でも気づかぬうちに物事の判断に実に大きな影響を与えている。

触覚以外の身体感覚は曖昧模糊《あいまいもこ》としたものだが、それがひとたび心と統合されると、日々遭遇する膨大な情報を直感的かつ迅速に判断することができるようになる。直感は特に「危険か安全か」「生か死か」「損か得か」「好きか嫌いか」といった判断に関わっている。たとえば「ある人のことを好き」といった判断は、論理的に考えて決めることなどではなく、遺伝子レベルで直感的に判断している。そして、なぜ好きなのか、といった説明は後づけで適当な理由を考えて行っている。こういった判断は、人類の太古からの歴史で培ってきた遺伝子に負っている。

これも心身統合の1つのレベルであるが、このレベルの統合は、いわば無意識のうちに行われている。身体からの膨大な情報が、自分でも知らないうちに脳に流れ続けているからである。

第2はより本質的な統合であるが、身体レベルでの統合である。これは脳で行っている情報処理を「脳から身体へ」と引きずり降ろすことをいう。たとえば腹の底から理解するというような理解の仕方である。皮膚でいえば「皮膚で考える」ことになる。皮膚感覚を鍛え、そこに耳を澄ますことである。

少し哲学的な表現になったが、もう少し科学的にみてみよう。

脳では順行の情報処理と、逆行の情報処理を行っている。

前者はボトムアップといい、触れる感覚から「これは○○である」と判断することである。18ページの図（1章）では、「感覚→頭」への流れである。

後者はトップダウンの処理であり、「これは○○である」、「これは嫌い」と判断しレッテルを貼ることによってその感覚の感じ方に影響を与えることをいう。同図では「頭→感覚」への流れとなる。ここで、感覚を感じる「視床」と意識的に判断をしている「大脳皮質」をつないでいる神経線維の数をみると、トップダウンの役割をもつものはボトムアップの実に10倍もあるという。そのため次のようなことが起こる。

たとえば魚のニオイが生臭くて嫌いだ、と思っている人がいる。その人が「魚のニオイだ」と思って嗅ぐと、本来よりもっと生臭く感じて不快な気持ちになる。しかし魚のニオイだということを意識せずに、また「生臭い」「生臭くない」ということも判断せずに嗅ぐと、意外とそのニオイが新鮮に感じたり、思ったほど臭くなかった、ということがあるだろう。大脳皮質は認知判断が得意で、過去に見た風景やニオイ、触覚の記憶を現在感じたものと照合して判断しようとする。

人間は大脳皮質が非常に発達しているために、一度判断すると感覚自体がその判断に引きずられてしまうのだ。だからたとえば、排泄物のニオイを幼児は「クサイ」とは思わない。単に数あるニオイの一種でしかない。しかし、「排泄物は汚い」と教えられると、そのニオイはとたんに「クサイ」と感じて不快な気分になるのである。本来、ニオイには良いも悪いもないのである。このように判断を交えずにただ感覚を味わっていると、いろいろな発見があるはずだ。

## 「今、ここ」の皮膚感覚に集中する

レッテル貼りをやめるための方法は、これまで無意識のうちに行ってきたような物事への意識の向け方を変えることである。

私たちは人生のほとんどの時間を「今、ここ」に留めていない。テレビをみながら食事をしたり、次に何をしようか考えながらおしゃべりしている。こういった行動はつまり、人生の大部分の時間を自分でも気づかぬうちに浪費していることになる。人生は、「今、ここ」で経験している瞬間の連続であるのだから、それに心を向けないことは、多くの時間を無為に過ごしていることになる。「今、ここ」にあるものに集中できると、今までのような決めつけや、「わかったつもり」は少なくなり、これまで気づかずにいたり、何となく見過ごしてきた日常生活の多くの事柄にも、五感のアンテナをフル活用して気づくことができるようになる。

「今、ここ」にあるものに注意を集中するためには練習が必要だ。それには皮膚感覚を鍛えるやり方が最適だ。皮膚感覚は他の感覚と比べて、リアルにかつ主観的に捉えやすい。それは視覚や聴覚のように対象の客観的で物理的な特徴を捉えるのとは異なり、皮膚の変形を主観的に捉えるからである。また皮膚感覚は「今、ここ」に存在するものに注意が向かうという特徴がある。「今、ここ」にあるものにしか触れることができないからだ。視覚や聴覚、嗅覚のようにははるか遠く手の届かないものは、みたり聞いたりできても触れることはできないからである。

「今、ここ」に集中するためのやり方を1つ紹介しよう。

下着、タオル、布団を用意する。目をつぶり、用意したものに触るだけである。触り方にポイントがある。何も意識せずに、ただその感触を味わうことが大切だ。そうしないと、鍛える脳の部分が変わってしまうので効果はない。

## 皮膚感覚を鍛える方法

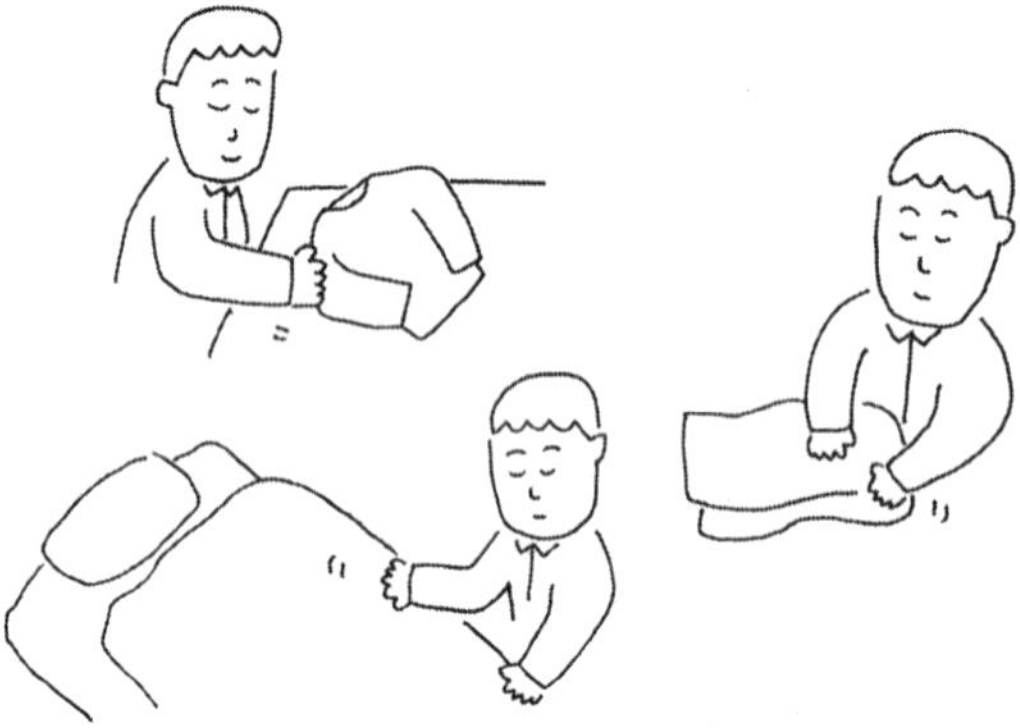

決して触っているものが何かを当てようとしてはならない。ただひたすらその感触を味わうのだ。2人でやって、何に触らせるかは知らせないでやってもよいが、そうするとそれが何かをどうしても当てようとしてしまう。だから1人でやる方がよいだろう。

最初は1回5分が限度だろう。しかし少しずつ時間を延ばしていき、感覚に集中できるようになると、次第に感情の動きにも敏感になってくる。感情は身体感覚がその元にあるからである。

こうして「今、ここ」の皮膚感覚に注意を集中することができるようになってくると、脳のボトムアップの情報が増えることになる。すると安易なレッテル貼りによる決めつけや、思い込みを防ぎ、その時々の状況を感じ、豊かな情報を基に判断できるようになるだろう。

新聞やテレビの記者が現場に出て皮膚感覚で感じることが大事だというのは、そのことを言っているのである。

また、人と面と向かってコミュニケーションする場合も、刻々と変わる相手の非言語的な情報を敏感に捉えることができるだろう。

## 手を差し伸べる勇気を

人は生まれるとすぐ、人の手によって抱きとられ、泣き声をあげたらすぐに抱かれる経験を繰り返して育ってゆく。そして恋人と手をつなぎハグすることで愛情の絆を育んでいく。そして今度はわが子に触れてその生を確たるものに育ててゆく。最期は家族に看取られて手を握られながら死んでゆくことができたら、何と幸せな人生だろうと思う。

ところがこのような幸せな人たちばかりではない。生まれてから母親の手で抱かれることもなく、家族の温かさを知らないまま施設で成人する子どもたちも数多くいる。あるいはせっかく家庭で育てられても、愛情をもらうことができず、育児放棄（ネグレクト）されてしまう子どもたちもまた増えている。

１９９４年、大阪、愛知、岐阜で４人を殺害したとして死刑判決を受けた３人の元少年の１人の手記の一部が紹介された。３歳のとき両親が離婚、母はパチンコに明け暮れる。姉と弟の３人でカップラーメンを分け、ネコの餌で飢えをしのいだ。そんな少年が非行の果てに残虐な殺人事件を起こし死刑判決を受けたのだ。

彼の手記は鮮烈なメッセージを私たちの社会に投げかけている。

「私にとってこわいのは死刑よりも人から見捨てられることとです。私のような人間はもう作らないでほしい」（ニッポン人脈記、朝日新聞２０１１年11月11日夕刊）

同じことをマザー・テレサはこう述べている。

「今日の最大の病気は、らいでも結核でもなく、自分はいてもいなくてもいい、だれもかまってくれない、みんなから見捨てられていると感ずることである。最大の悪は、愛の足りないこと、神からくるような愛の足りないこと、すぐ近くに住んでいる近所の人が、搾取や、権力の腐敗や、貧しさや、病気におびやかされていても無関心でいること」（沖守弘『マザー・テレサ　あふれる愛』講談社）

そんな子どもたちに救いの手を差し伸べなければならない。私がここでぜひ紹介したいのは、「ぐるーん」という団体だ。私もメンバーの1人だ。活動の概要は、乳児院で職員が忙しい夕方の時間に施設で子どもたちを抱っこするボランティアを増やすのである。施設で育つ子どもは大人との信頼関係の絆である愛着が安定していないことが多く、それは生涯にわたって続いてしまうといわれている。そこで食事や入浴などでネコの手も借りたい時間にボランティアが入ることで、職員も助かると同時に子どもは放ったらかしにされず大人との関わりを保つことができるのである。乳児期の早い時期から子どもの愛着を築くためには、信頼できる大人の存在は絶対に必要なのである。子どもは自分の「生」を応援し支えてくれる誰かの存在が必要なのである。ボランティアは単に抱っこをするだけではなく、「ベビーマッサージ」なども行い、マッサージを通じて愛着の絆を確たるものにしようという活動もしている。

「ぐるーん」のねらいはそれだけではなく、ボランティアとして参加して子どもと触れ合うことで、ボランティア側に子どもへの愛情が芽生え、それが将来的に里親になることにつながることを目指す。社会的な制度の仕組みを変えるのは、相当な時間も労力もかかる。残念ながら里親も過去10年間であまり増えていない。その間にも虐待を受けている子どもは増え続けている。市民レベルでのこのような活動が広がりをみせ、それが大きな改革の渦となって行政を動かしてくれることを願っている。

人と人の絆が希釈され、孤立して見捨てられ感を強くしている人々は他にも数多くいる。

わが子を虐待したり育児放棄する母親自身もやはり社会から孤立している。さらに人知れず孤独死する独居老人、教室で居場所のない小中学生、増加する若者の不登校や引きこもり、リストラ。例をあげればきりがないが、その背後には年齢や性別、社会的立場とは無関係に、誰もがいとも簡単に絆を失いうる社会構造がある。

社会的弱者を救うには行政に頼るだけでなく、まず何よりも、文字通りの意味で直接的に自らの手を差し伸べ絆を回復し、そして彼らが社会や人々にとって必要とされるような仕組みを作っていくことだと思う。

## 人は「手」によって救われる

仏教では人生で避けることのできない苦悩が4つあるという。生老病死である。そのすべての場面で人は「手」によってどれほど救われるだろう。人間の赤ん坊の「生」は、動物のように地面に産み落とされるのではなく、人の手で取り上げられる。そのことで生の苦しみは抱き止められ、さらにその生を確固たるものにするためにベビーマッサージやカンガルーケアも行われるようになった。「老」は人や社会とのつながりが薄れ、孤独に生きる高齢者にじかに会って、触れ合い、肩を叩いて励ます。言葉での触れ合いでもよいが、メールでは温かさは伝わらない。認知症の患者にはタクティールケアで症状をやわらげることもできる。「病」

に対しては、1章で述べたように医療や看護で手の役割を見直し、医療の対象を病理から「人」へと取り戻す必要がある。患者が満足するのは、何より医者の触診である。「死」も同様に、ターミナルケアでもマッサージなどの触れ合いを通して最期まで人間らしさを保てるような取り組みも出てきている。末期のガン患者自身もその家族も、家族の「手」で安らかな旅立ちができることを願っている。

「死に際」の手の大切な役割について、マザー・テレサは次の言葉を残している。

「健康な人や経済力の豊かな人は、どんなウソでもいえる。でもね、飢えた人、貧しい人は、にぎり合った手、みつめあう視線に、ほんとうにいいたいことをこめるのよ。ほんとうにわかるのよ、(中略)死の直前にある人でも、かすかにふるえる手が〝ありがとう〟っていっているのが」

これら4つの苦悩だけではなく、人は痛みや体の不調、あるいは心の傷や悲しみを背負って生きていく中で、その時々にやはり人の「手」がもたらす癒しの効果は計りしれない。鎮痛剤や抗うつ薬などの薬では決して癒すことのできない技を手はもっている。それは孤独ではないことや、関心をもってくれる人、支えてくれる人の存在を伝え、そこに絆が作られるからこそである。

最後に自らの経験をもとに将来に期待することを述べて、エピローグを締めくくりたい。

著者はこれまで多くのマッサージを体験させてもらったが、どれもが実にリラックスして気持ち良いものだった。そして何より、マッサージしてもらっている間、「大切にされている」と強く感じられたことが共通した大きな感動だった。普段家庭でも仕事場でも相手とじっくりと向き合い大切にされる経験など皆無だっただけに、これには感動を覚えた。そしてその後しばらくの間は、心に張りが戻り心身ともにとても充実した日々を送ることができた。

なぜそのような変化を生みだすのだろうか。

マッサージを受けたからといって、励まされたとか勇気づけられた感じはしない。マッサージはただひたすら自分の身体を丸ごと相手に委ね、大切に扱われるわけだが、実はそのことにこそ意味があるのだろう。現代に生きる人々は多かれ少なかれ、普段の生活で自分でも気づかないうちに肩肘張って「がんばって生きなければならない」とか、身をこわばらせて「外に出れば7人の敵がいる」という態度が身に沁み込んでいるように思う。マッサージはそのような態度を一時的に手放して、自分の生身の心身を相手に委ね、受け身の態度をとることで、こわばった身体が揉みほぐされる体験なのだと思う。

そして優しく触れられることは自分の存在を丸ごと価値あるものとして認められ、受け入れられ尊重されることを意味する。自分をそのように扱ってくれる相手と安心できる空間で一定の時間を共有することは、自分を根底から認め支えられる体験であり、それは「自分は生きて存在しているんだ」という感覚を拠り所に、「ひとりで生きているんではないんだ」という意識を、身体の感覚として目覚めさせてくれる。マッサージは身体に触れるが、それは結果的には心をマッサージしてほぐしているのである。抱えている悩みやストレスが何であれ、そのこと自体は問わず、悩んで苦悩している存在を丸ごと受け入れ底辺の部分で支えてくれるのである。それは不安やストレスで心身が萎えてしまった人にとっては、言葉では言い表すことの難しい貴重な体験である。

さらにマッサージでは他者の皮膚と自分の皮膚が接触することで、独特の間主観的な世界が生まれる。すなわち、意識は自己の内面的世界に深く分け入るのではなく、自他の境界を出入りする。これは「社会的自己」と呼ばれる自己を身体レベルで呼び覚ましてくれることになる。それは他者との関係から自分の存在価値を見直すことになり、世の中での自分の価値観を再構築することにつながるのだろう。

こうして人は人の手によって癒される体験をすると、社会的自己が目覚め、今度は人のために何かをすることに喜びを見出すようになるのだと思う。人は誰かに必要とされ大切にされることでしか、生きる価値を見出すことはできない。大袈裟ではなく、マッサージの体験を通じてそれまで私の中にあった自分のために生きるという価値観から一転し、人のために生きようと思わせるほどの心の変化が生まれたのだ。

マッサージを例にみてきたが、人に触れる手当てでも同じことがいえる。親は子どもに触れることで、夫は妻に触れることで、看護師は患者に触れることで、その存在を認め、その生を根源的な部分で肯定して受け入れる。どれほど身も心も苛まれていたとしても、手当ては一人ではないことを伝え、愛情を伝えてくれるのだ。しかもそれは、触れられた者だけに起こる心の変化なのではなく、触れる者自身にもその手を通じて伝え返されてくる。相手を癒してあげようと思って触れていると、いつのまにか自分が癒されているのである。手当てを奇跡の手だという所以《ゆえん》である。「触れてあげる」のではなく、「触れてもらうために触れる」ことが普通にできる世の中になってほしいと思う。

利害関係ではなく、こうして人として当たり前の感情に基づいた社会を築くことは、温かい絆で結ばれた社会でもある。そしてそれは日本人が求める幸せの条件でもある。

高齢者が駅の階段を下りているとき、障害者が横断歩道を渡っているとき、手を差し伸べよう。それは大きな助けになるだけでなく、手助けをした自分自身の心も温かくする。高齢者の温かくなった心はお孫さんに触れる手でその温もりを伝える。一方で、自分自身の温められた心は、恋人とつなぐ手や夫婦で肩を揉む手で相手にその温もりを伝える。そうして温かい心が手を伝って次々に人々に伝播していく、そんな世の中になることを願っている。

# あとがき

手は与える、癒す力を
手は感じる、人の温もりを
手は伝える、ひとりではないことを
手はつくる、人との絆を

本書の中で述べてきた手のもつ力を凝縮すると、このようにいえるだろうか。

東日本大震災は、奇しくもこのような手の力を再発見する契機になったと思う。

大震災は人間の尊厳をも根底から覆す大惨事だった。そして月日が経つにつれて、手の力を象徴するできごとがあった。

日本中で被災地の人たちを励まそうと「がんばろう」の掛け声が街中にあふれた。ポスターやCMなど至るところで目にするようになった。このような掛け声がメディアを通じて毎日のように繰り返し流された結果、被災した人々の中には「これ以上がんばれない」と余計に傷つき、「もっとがんばらないといけないのか」と落ち込んでしまう人が多かったという。また、自分だけが生き残ったことへの罪悪感に苛まれている人もいた。

そのような場では、言葉で励ますのではなく、手でそっと触れて、その生を受け入れて認めてあげること、がんばっていることを認めること、そして共にいることを伝えることが何より大事なことだろう。被災した方々の生をまずはそのように受け入れることが、心と体を両面から深く癒すことになり、それが生きようとする力を支えることになるのだと思う。

そしてそのような体験によって、お互いに少しずつ心を開いていくことができるようになり、本物の「絆」が生まれてくるのだと思う。

本当の絆とは単なる「つながり」のような意味ではなく、時間が経っても色あせることのない、共感に基づいた心と心の結ぼれをいうのだと思う。そのためには手を固く握り合うような感覚レベルで感じ取れる強い共感が必要だと思う。

震災前の日本人にとってよみがえらせたいと思っていた、「癒し」と「絆」という重要なテーマが、震災後、思わぬ形で前面に出てきたのである。実際、二〇一一年はマッサージ店が過去最高の出店数を数えたという。手による癒しを求める傾向が全国的に表れてきた。そして結婚相談所の需要も高まったという。震災を経験したことで、ひとりで生きていくことに不安をもつようになり、伴侶との生涯の絆を求めるようになったのだ。これからの日本人にとって長い間、「癒し」と「絆」をどのように実現していくかは大きな課題となるであろうが、手はそれを実現する大きな力になると確信している。

さて本書を執筆するにあたり、たくさんの方たちの協力をいただいた。ここに記してお礼とさせていただきたい。

心と身体を一つであると教える身体心理学を創始し、導いてくださった早稲田大学名誉教授の春木豊先生には、研究のおもしろさや奥深さ、難しさなどさまざまな側面を教えていただいた。心より感謝申し上げたい。

ＮＰＯ法人「タッチケア支援センター」代表の中川玲子さんには、被災地で活用できる「こころにやさしいタッチケア」の執筆をご一緒させていただき、関西タッチケアフォーラムでは本当の癒しとしてのタッチの素晴らしさに気づかされた。その精神が本書のベースになっているといっても過言ではない。

ＮＰＯ法人「日本セラピューティック・ケア協会」の秋吉美千代さんと鈴木了美さんには、ケアのもつ力の強さについて教えていただいた。

その他、ベビーマッサージ講師や保育園の園長、鍼灸師や医師、看護師など幅広い分野の方々との交流は、私にとって貴重な財産である。

最後に、本書の企画から編集作業に至るまで、最後まで丁寧な仕事をしてくださり、的確なアドバイスをくださった草思社編集部の吉田充子さんにも、心より感謝申し上げたい。

山口　創

# 文庫版あとがき

本書（単行本）が刊行されて6年が経った。

その間に世の中は大きく変わった。ＡＩが社会のさまざまな分野で活用されるようになり、スマホの普及率も爆発的に高まった。スマホを使用する子どもの低年齢化も進んでいる。日常生活の中にますますデジタル機器が浸透し、それが当たり前の世の中になってきた。もちろん、そのような便利な機器は社会に不可欠のものであり、否定する余地はまったくない。

しかし、その使い方を誤ると、私たちの生活は決して豊かにならないし、幸福感も高まらないだろう。最先端のテクノロジーを追い求めていく社会が進む方向性と対極にあるものは、身体性だと思う。

身体性が抜け落ちていく社会にはどのような未来が待ち受けているだろうか。

私たちはこれほど便利な社会のなかに生きているにも関わらず、なぜ生きづらさを感じたり、生きがいが感じられなかったり、幸福感が低かったりするのだろうか。国連の「世界幸福度報告２０１８」では、日本は54位まで順位を落としている。特に低いのは「寛容さ」である。これは何を意味しているのだろうか。

私はその原因は「本当の意味で」人とのつながりが少ないことだと考えている。人とのつながりは、幸福感にとって必要不可欠の要素である。また身体的にみても、人とのつながりが少ないと、心臓病や認知症、筋力低下を引き起こし、早死のリスクが50％高くなるというアメリカの調査結果もある。イギリスでは早くからこうした問題に取り組み、今年1月に「孤独担当大臣」が誕生した。孤独は心と体の健康にとって最大の敵なのだ。

だからといって、ＳＮＳで人とつながれば良いかというとそうではない。そのようなつながりではなく、身近な人と顔を合わせてつながるということに意味がある。そのためには、たまに会うか会わないかといった遠くの友達よりも身近な人に目を向けて交流することが必要だ。身近な人に色々なことを気兼ねなく話し、大変なときはすぐに支え合うことができるような密な関係が求められている。それは本書がテーマにしてきた、人とのつながりによる「絆」と「癒し」そのものに他ならない。

身近な人々との「絆」の基礎になる生理物質がオキシトシンである。この物質はそれだけではなく、実際にストレスを癒し、体内で発生する痛みや炎症も抑えてくれる、人間にとってとても大切な作用がある。そしてそれを脳内で作るためには、タッチや人に親切にすることが有効であることもわかってきた。人口が減少していく将来の日本社会において、人々が少しでも生きがいを感じて幸福に生きることができるためには、人との関わりが重要な位置を占めていることは疑いない事実だろう。

特にこれから日本が突入する超高齢化社会では、高齢者の生きがいの創出が大事な課題である。高齢者こそ、自分がこれまでの人生で経験してきた知識を活かして、社会に広く貢献することが求められる。地域社会が目を向け、決して孤独にしてはならない。高齢者の社会への貢献は、高齢者自身の健康にも寄与する。

それは国家予算の膨大な節約にもつながるだろう。

次は子どもに目を向けてみよう。筆者は静岡県掛川市と共同で、子どものスキンシップを増やす研究に取り組んでいる。開始から2年目を迎えた今、スキンシップを増やした子どもたちにさまざまな変化がみえはじめている。たとえば3ヶ月間、集中的にスキンシップを増やした子どもたちは、実際にオキシトシンの量が増え、その結果として、親子のアタッチメントが安定する子どもが増えた。また注意力がなく多動傾向のあった子どもは、スキンシップによって落ち着きをみせている。社会性の低かった子どもは、スキンシップでそれが高まり、友達同士で仲良く遊べるようになった。

長期的な効果についてはこれから時間をかけて研究していくことになるが、オキシトシンの効果は本当にすごいものがあることは間違いなさそうだ。この研究をきっかけに、日本全国にこのような取り組みが広がることを願っている。

ところで、大人でも子どもでも、癒しを求めている人は非常に増えている。

平成14年（2002）の厚生労働省の調査では、うつ病の有病率は6・5％にのぼり、15人に1人が生涯に一度はうつ病にかかる可能性があると報告されており、現在も増え続けている。うつ病まではいかなくても、不調や不安感、イライラ感などに苛まれている人の数は、膨大な人数にのぼるだろう。先に紹介したオキシトシンは、セロトニン神経も活性化させるため、うつ病にも効果がある。

最近、社会的包摂（social inclusion）という言葉をよく耳にするようになった。これは、貧困、病気、障害などにより、社会的排除（social exclusion）されている人々を、社会の中に積極的に受け入れていこうという概念である。

何も難しいことは必要ない。そのような人にひと声かけてあげたり、挨拶をしたりするといったことでも、相手は「存在を認めてもらった」と感じて心を開いてくれるかもしれない。さらに面白いことに、そのような行為は、相手のためになる以上に、自分自身のためにもなるということを頭の片隅に入れていただきたい。

少しだけでも人に優しくしたり、親切にしたりすることで、自分自身にオキシトシンが分泌され、自尊心が高まり幸福感を感じるだろう。そしてそうした行為を続けていると、実際に血圧が下がり、抑うつ症状も改善し、免疫力も上がり、皮膚も筋肉も若返っていくのである。

こうしてオキシトシンの輪を広げていくことで、現在の日本が抱えている多くの問題の解決につなげることができると思っている。

二〇一八年六月

著者

## 引用文献


Ackerman, J.M. et al.（2010）. Incidental haptic sensations influence social judgments and decisions. *Science,* 328, 1712-1715.

Ann-Sofi, M.（2001）. Postpartum maternal oxytocin release by newborns: Effects of infant hand massage and sucking. *Birth: Issues in Perinatal Care,* 28, 13-19

アントニオ・R・ダマシオ（2003）.『無意識の脳 自己意識の脳』講談社

新幡智子・小松浩子（2010）. がん性疼痛緩和ケアを目的とした看護師によるマッサージの活用と関連要因の検討 *Palliative Care Research,* 5, 101-113.

傳田光洋（2005）.『皮膚は考える』岩波書店

Essick, G.K. et al.（1999）. Psychophysical assessment of the affective components of non-painful touch. *Neuroreport,* 10, 2083-2087.

Field, T. et al.（1996）. Alleviating posttraumatic stress in children following hurricane Andrew. *Journal of Applied Developmental Psychology,* 17, 37-50.

Harlow, H.（1958）. The nature of love. *American Psychologist,* 13, 673-685.

Kosfeld, M. et al.（2005）. Oxytocin increases trust in humans. *Nature,* 435, 673-676.

Lunstad, J.H. et al.（2008）. Influence of a "Warm touch" support enhancement intervention among married couples on ambulatory blood pressure, oxytocin, alpha amylase and cortisol. *Psychosomatic Medicine,* 70, 1-10.

Meaney, M.J.（2001）. The development of individual differences in behavioral and endocrine responses to stress. *Annual Reviews of Neuroscience,* 24, 1161–1192.

山口 創（2010）.『皮膚という「脳」』東京書籍

Williams, L.E. & Bargh, J.A.（2008）. Experiencing physical warmth promotes interpersonal warmth. *Science,* 322, 606-607.

＊本書は、二〇一二年に当社より刊行した作品を文庫化したものです。

草思社文庫

# 手の治癒力

2018年10月 8 日　第 1 刷発行
2019年 7 月 9 日　第 3 刷発行

著　者　山口　創
発 行 者　藤田　博
発 行 所　株式会社 草思社
〒160-0022　東京都新宿区新宿1-10-1
電話　03(4580)7680(編集)
　　　03(4580)7676(営業)
　　　http://www.soshisha.com/
本文組版　有限会社 一企画
印 刷 所　中央精版印刷 株式会社
製 本 所　中央精版印刷 株式会社
本体表紙デザイン　間村俊一

ISBN978-4-7942-2356-2　Printed in Japan

草思社文庫既刊

バルバラ・ベルクハン　瀬野文教＝訳
## いつもテンパってしまう人の気持ち切り替え術

「頑張ること」は今日でやめましょう。がむしゃらに働くだけで成功し、お金を稼ぐことなど不可能。スマートに怠けるコツ、時間と気力を奪う人への対処法、仕事をラクにする気持ち切り替え術を伝授します。

マーク・フォステイター＝編　池田雅之＝訳
## 『自省録』の教え
**折れない心をつくるローマ皇帝の人生訓**

ローマ帝国時代、「いかに生きるべきか」をひたすら自らに問い続けた賢帝マルクス・アウレリウス。著書『自省録』を現代を生きる人の人生テーマに合わせて一冊に。
**『自分の人生に出会うための言葉』改題**

バーバラ・J・キング　秋山 勝＝訳
## 死を悼む動物たち

死んだ子を離そうとしないイルカ、母親の死を追うように衰弱死したチンパンジーなど、死をめぐる動物たちの驚くべき行動が報告されている。さまざまな動物たちの行動の向こう側に見えてくるのは――。